PANCONCELLI-CALZIA

DIE TASCHENBANDSTIMME

DIE TASCHENBANDSTIMME

Dysphonia plicarum ventricularium

VON

G. PANCONCELLI-CALZIA

1953

AKADEMIE-VERLAG · BERLIN

Erschienen im Akademie-Verlag GmbH., Berlin NW 7, Schiffbauerdamm 19
Lizenz-Nr. 202 · 100/39/52
Satz und Druck: Landesdruckerei Thüringen, Werk Erfurt W/V/4/26
Bestell- und Verlags-Nr. 5097
Printed in Germany

VORWORT

Die Taschenbandstimme war bisher noch nicht Gegenstand einer gleichzeitig praktischen, theoretischen und geschichtlichen Darstellung.

Das veranlaßte mich, vorliegendes Werk in Druck zu geben.

Panconcelli-Calzia

INHALT

I. PRAKTISCHER TEIL

A. ALLGEMEINES

Die Taschenbänder verhalten sich bei der normalen Stimmerzeugung passiv. Werden sie stimmlich aktiv, so handelt es sich um einen pathologischen Vorgang.

Haben die Stimmlippen trotz der perversen Mittätigkeit der Taschenbänder an Gestalt, Struktur und Beweglichkeit nicht eingebüßt, so haben wir mit einer „unechten" Taschenbandstimme *(uTst)* zu tun, da dann die Taschenbänder nicht die alleinigen Erzeuger des Stimmklanges sind. Diese Stimmstörung bekämpfen wir.

Besteht nach Verwundung, operativem Eingriff u. ä. eine irreparable Läsion der Stimmlippen, dann bringen wir die Taschenbänder in Tätigkeit und bezeichnen die so herangebildete Stimme als „echte" Taschenbandstimme *(eTst)*, denn hier sind es ausschließlich die Taschenbänder, die den Stimmklang erzeugen.

Es gibt wohl außerdem „Mischfälle" (vgl. Gutzmann, Nadoleczny, Ostwald, S. 19), die aber der Gültigkeit dieser grundsätzlichen Einteilung keinen Abbruch tun.

Die uTst ist ein unheilvoller Vorgang: die Taschenbänder dämpfen den von den Stimmlippen erzeugten Klang und verändern ihn sehr nachteilig. Die eTst bedeutet dagegen eine nützliche Ersatzfunktion (Flatau): sie bewirkt Resonanz und Tragweite und befreit den Patienten von dem mühevollen, nicht immer gut verständlichen Flüstern.

Trotz des offensichtlichen Unterschieds zwischen beiden Arten der Taschenbandstimme beruht die Behandlung auf ein und demselben Grundsatz: wir erstreben dabei stets Beseitigung jeder Überspannung (Hyperkinese) und Herbeiführung einer physiologischen Entspannung. Wir rufen zwar bei irreparabler Läsion der Stimmlippen eine Spannung hervor, aber nur am Anfang, um die Taschenbänder zur Tätigkeit anzureizen. Sobald dieses Ziel erreicht ist, heißt es, die Ersatzstimme unter Vermeidung jeglicher weiteren Überanstrengung und durch Pflege der Entspannung zu entwickeln. Eine einzige Ausnahme bildet die psychogene uTst, die eine spezifische, möglichst schnell wirkende Behandlung verlangt.

Der Frage der Entspannung wohnt also grundsätzliche Bedeutung inne und verdient eingehende Erörterung.

B. DIE ENTSPANNUNG

Die Stimme kommt durch Bewegungen bestimmter Organe zustande.

Bewegungen bewirken bei Mensch und Tier die Muskeln.

Muskeln sind aber nur Ausführer. Der Reiz zur Bewegung kommt vom Hirn: „Avec son larynx l'homme est susceptible de faire du bruit; il parle et il chante avec son cerveau" (Husson, S. 4).

Unter dem Willensimpuls und durch die Vermittlung der efferenten Nerven ziehen sich die Muskeln zusammen (Spannung): „Erst nach Beendigung der seelischen Anforderung oder Belastung lösen sich wieder die Spannungen, sowohl die zentralen wie die koordinierten, begleitenden peripheren Muskelspannungen. Immer bilden die Gesamtspannungen ..... eine Einheit, eine fest zusammenhängende Brücke mit drei Gliedern: Zentrale, neurale Mitte und periphere Muskulatur" (Faust, S. 17).

Diese Entspannungen erfolgen nur beim gesunden, geordnet und harmonisch funktionierenden Körper.

„Hat hingegen das ungesunde Spiel des Lebens — zuviel an Beanspruchung und zuwenig Entspannung und Erholung — Psyche und Zentralnervensystem in das anormale Stadium der Überregtheit gebracht, dann nimmt daran auch unser *Intentionszentrum*, welches die ganze Spannungshergabe und -produktion in unserem Körper unabhängig von unserem Überbewußtsein regelt, an der gesamten Überregtheit teil und besetzt nun jegliche Spannungshergabe zu reichlich mit Anspannungen. Es entsteht schon ständige Neigung des ganzen Nervensystems, alle Verrichtungen in einem erhöhten Spannungsgrad auszuführen. Dazu kommt ein weiterer Umstand, der wenig beachtet ist. Das ist, daß der Kranke nun jede Intention, die ohnehin eine krankhaft gesteigerte ist, noch vielfach durch ein entsprechendes Maß von aktiver Spannung vermehrt. Er tut dies völlig unbewußt aus ihm selbst unbekanntem inneren Drang" (Faust, S. 18).

Die Fehl-Dauer-Überspannung ist nun erreicht. Entspannungstherapie muß einsetzen!

Entspannung ist nichts Neues.

Entspannung ist von jeher von jedem angewandt worden, der danach strebte, die Stimme in naturgemäßer Weise auszubilden oder zu behandeln. Dies geschah und geschieht aber in den meisten Fällen rein empirisch. Das offenbart sich am deutlichsten in manchen Veröffentlichungen: sie sind nicht selten eine Mischung von unverstandenem Altbekannten, weisen oft einen mystischen Zug auf und stützen sich in der Mehrzahl der Fälle auf eine autistische Physiologie mit unvermeidlicher Benachteiligung ihrer wohlgemeinten Bestrebungen.

Das Werk „Aktive Entspannungstherapie" aus der Feder eines Arztes Dr. Faust hat diesem Mißstand abgeholfen: das Können einiger ist dadurch das Wissen vieler geworden!

Mit Recht betont Faust, daß die Medizin, solange sie besteht, Entspannung gleich *Ruhe*behandlung geübt hat; Liegekuren, Verordnungen über Einschränkungen der Arbeit, Mittagsruhe usw., Abstellung unnötiger Beschäftigung — alles war Entspannungsbehandlung. Durch die Ruhe kam der Patient zur Entspannung und durch die Entspannung zur Erholung. Langjährige Erfahrungen haben aber Faust überzeugt, daß dadurch erst der halbe Weg zurückgelegt und eine weite Möglichkeit der Entspannungsbehandlung unbenutzt gelassen wurde. Der Arzt brachte wohl an den Patienten die Möglichkeit zur Entspannung heran (Urlaub, Reise usw.), zeigte ihm aber nicht, *wie* er diese Entspannung vornehmen sollte, und überließ ihm allein und dem Zufall, wie er diese Entspannungsgelegenheit wahrnahm und die Entspannung fand.

Ähnliches — bemerke ich — erleben wir, wenn HNO-Ärzte bei Störungen der Stimmfunktion (Dysodie, Rheseasthenie u. ä.) nur Ruhebehandlung in Form einer mehrwöchigen Schweige- oder Inhalationskur an irgendeiner Thermalquelle verordnen, ohne dem Stimmkranken zu sagen, *wie* er dabei das Stimmorgan wieder funktionsfähig gestalten soll. Sobald der Patient sich nach dieser Ruhebehandlung wieder stimmlich betätigt, treten die quälenden Symptome wieder auf, weil er in seine frühere falsche Stimmerzeugung zurückfällt.

Alles, was der Gesunde tut — sagt Faust weiter — in Arbeit, Gebärden, Sprechen und Denken, erfolgt instinktiv und unbewußt richtig, mit zweckmäßiger Betätigung von Nerven und Muskeln, d. h. mit Optimum-Minimumspannung. Andere führen im Gegensatz zum Gesunden ebenso unbewußt (aber instinktunsicher geworden) alles mit deutlich diagnostizierbar gesteigerter Mehrspannung aus. Faust nennt diese Menschen „Überspanner" und teilt sie in zwei Untergruppen ein: 1. Menschen, denen ihr Überspannungswesen noch nicht geschadet hat, 2. Menschen, denen aus ihrem Überspannungswesen an Leib und Seele Schaden erwachsen ist. Letztere haben mit ihren Überspannungen ihre individuelle Schadensgrenze überschritten; es sind bei ihnen subjektive Beschwerden und objektive Nervenstörungen hervorgerufen worden, und zwar in vier für Faust erkennbaren Richtungen:

1. im Sinne direkter Überspannungsschäden,
2. in vorzeitigem Verschleiß der Nerven,
3. in vorzeitiger Übermüdung und
4. in schädlicher Übererregbarkeit und Übererregtheit der Allgemein- wie der Organnerven.

Graphisch veranschaulicht Faust diese Vorgänge so (Abb. 1):

1. Der waagerechte dicke Strich ist Ausgangslinie (auch Normal-, Ruhe-, Null- oder Erholungslinie). Die ideale Spannung mit der darauf folgenden idealen Entspannung wird durch die dicke steigende bzw. fallende Linie dargestellt (Abb. 1, a).

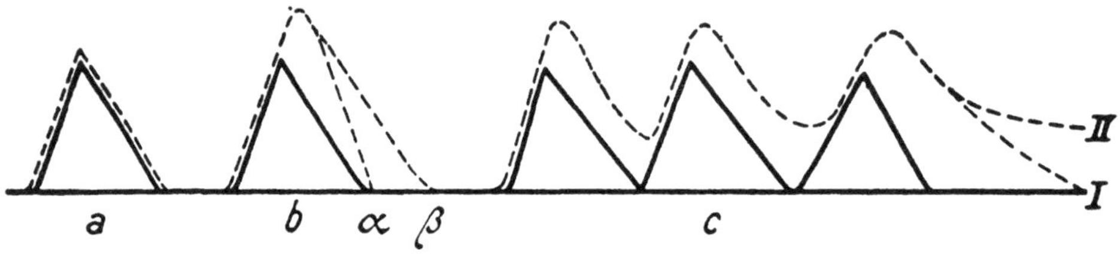

Abb. 1.

Fausts konstruktive Diagramme zur Darstellung von verschiedenen Spannungen und Entspannungen (vgl. Abb. 2).

Abszisse = Ruhelinie. Dicke steigende und fallende Linie = überall ideale Spannung mit darauf folgender idealer Entspannung. Gestrichelte Linie = verschiedene Grade von Spannung und Entspannung bei irgendeiner Tätigkeit.

2. Ein Gewicht soll gehoben werden. Die gestrichelte steigende und fallende Linie stellt den Vorgang dar: auch hier folgt auf die Spannung der Muskulatur die Entspannung wie im idealen Fall (Abb. 1, a). Dieses Schema gilt nach Faust nicht nur für muskuläre Leistungen, sondern auch für Leistungen jeder anderen Art — für geistige und seelische Spannungen.

3. Hat zuviel an Beanspruchung und zuwenig Entspannung und Erholung das Nervensystem in den Zustand der Erregtheit gebracht, dann entsteht die Neigung, alle Verrichtungen in einem erhöhten Spannungsgrad auszuführen. Es kommt hinzu, daß der Kranke nun jede Intention noch vielfach durch ein entsprechendes Maß von aktiver Spannung vermehrt. Abb. 1, a nimmt ein anderes Aussehen an. Die Spannung ist unnötig groß, die gestrichelte Linie übersteigt den normalen Gipfel (Abb. 1, b). Dieses Überschießen der Spannung kann beim Gesunden — z. B. aus Begeisterung, starker Freude, Aufregung u. dgl. —

Zu Abb. 2 auf S. 5.

Unten (rechts): Sprechatmung bei hochgradiger Dysphonia spastica. Das Pneumogramm steht in krassem Gegensatz zu dem vorigen durch Aperiodizität, Polykrotie, Inkoordination zwischen den untersuchten Stellen, Unmöglichkeit einer Abgrenzung und Ausmessung der Atemzüge. Patient nützt beim Sprechen die eingeatmete Luft nicht völlig aus, er atmet vielmehr mitten in der Ausatmung ein und läßt dadurch die Atmungsmuskulatur nicht zur Entspannung kommen. Das Bild wirkt sehr unruhig und erinnert an Fausts Abb. 1c.

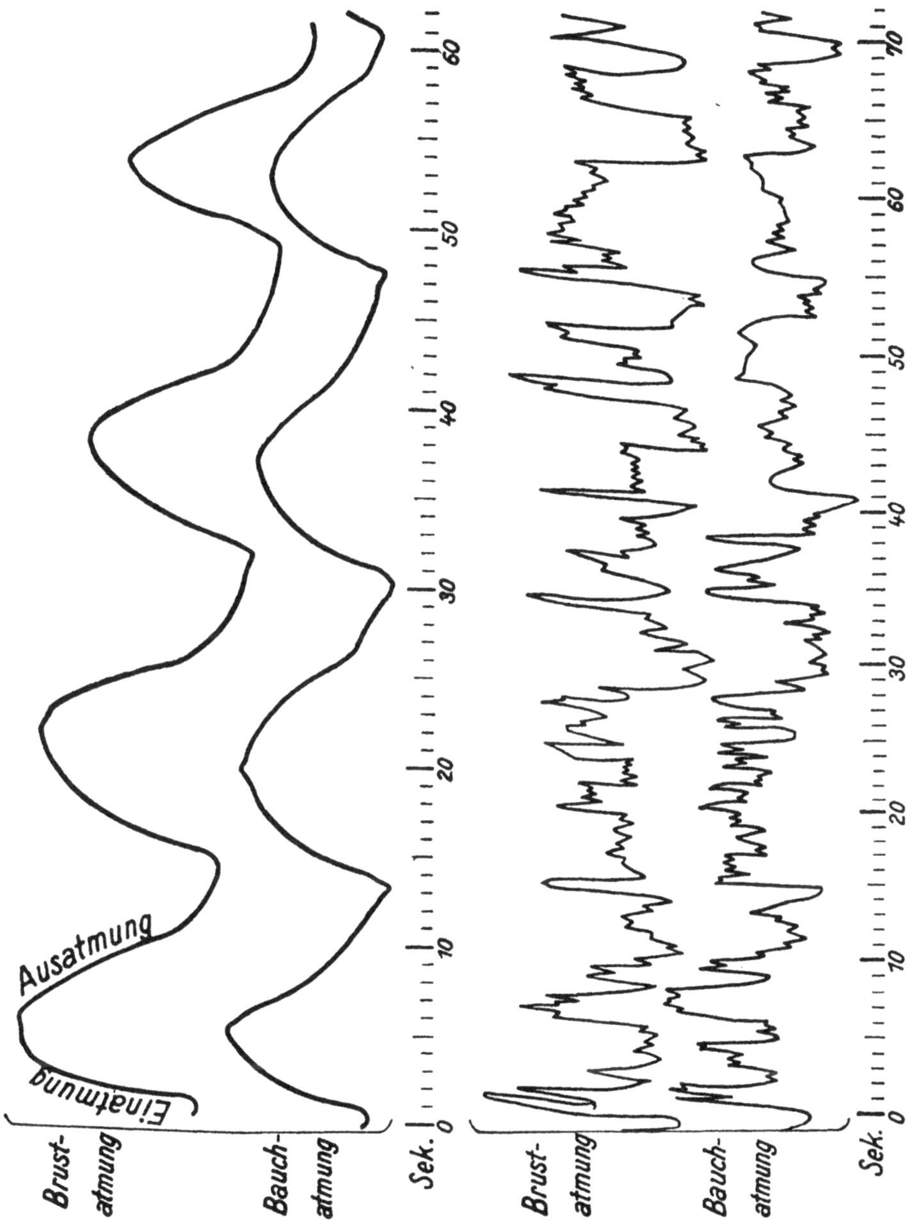

Abb. 2.
Diese Pneumogramme bestätigen Fausts konstruktive Diagramme (vgl. Abb. 1).
Oben: Sprechatmung eines guten Sprechers. Die Kurven sind regelmäßig, glatt (akrotisch), übereinstimmend an beiden untersuchten Stellen, kehren periodisch wieder, lassen sich daher mühelos abgrenzen und ausmessen. Jeder normalen Spannung entspricht eine adäquate Entspannung beim Ausatmen. Das Bild wirkt ruhig und erinnert an Fausts Abb. 1a.

erfolgen, aber die Entspannung wickelt sich prompt und adäquat ab (Abb. 1, b, Punkt α). Beim pathologisch überschießenden Spannungstyp kann aber die Entspannung nicht mehr sofort, sondern nur mit Verspätung erfolgen (Abb. 1, b, Punkt β). Die pathologische Anspannung übersteigt also das normale Maß 1. in der Intensität (Höhe) und 2. in der Zeitdauer (Breite).

4. Beim heutigen rastlosen Leben reiht sich eine Beanspruchung an die andere. Erfolgt nun eine Entspannung allzu langsam und tritt ihr unterwegs die Aufforderung zur neuen Spannung entgegen, so kann die Kurve die Nullinie nicht mehr erreichen (Abb. 1, c), sie wird vielmehr gleich wieder hochgetrieben, und so geht es weiter fort. Eine Entspannung findet statt entweder verspätet (Abb. 1, c, I) oder überhaupt nicht (Abb. 1, c, II). Die endgültige Fehl-Dauer-Überspannung mit allen ihren verhängnisvollen Folgen ist erreicht! Dem Zuviel und Zuhoch an aktiver innerer, nervlicher Mehrspannung geht ein Zuviel an aktiver peripherer, korrespondierender Muskelspannung vollkommen parallel (Neuro-Muskulismen).

Besondere Bedeutung schreibt Faust mit Recht einer weiteren Art von Fehlspannungen zu und nennt sie „Zwischenspannungen". Beispiel: der Überspanner beugt beim Tragen eines Gewichtes unnötigerweise den Arm im Ellenbogengelenk, oft dazu noch in der Schulter, anstatt den Arm hängen zu lassen; dadurch wird die Arm- und Schultermuskulatur unnütz doppelt und dreifach angestrengt.

Derartige unheilvolle Zwischenspannungen — sage ich — treten auch bei stimmlicher Betätigung auf. Unsichere Sängerinnen pflegen z. B. auf dem Podium ein Taschentuch in den Händen zu halten oder sich auf den Flügel zu stützen. Beides geschieht, indem sie die Hände verkrampfen, als ob sie fürchteten, es könnte ihnen das Taschentuch entfallen oder der Flügel wegrollen! Daß sich diese unnötigen Zwischenspannungen stimmlich sehr nachteilig auswirken, ist deutlich zu hören. Erfahrene, ihres Könnens bewußte Sängerinnen weisen dagegen keine derartigen Erscheinungen auf, auch wenn sie Lampenfieber haben, sie verhalten sich vielmehr ruhig, gelassen und singen — wie Faust sagt — mit Optimum-Minimumspannung.

Sehr anschaulich faßt Faust die Ätiologie der Überspannungen und die Hauptzüge der „aktiven Entspannungstherapie" in einer seiner letzten Arbeiten (1950) zusammen. Mehr- oder Fehlspannungen erkennt Faust aus der Beobachtung der peripheren Muskelspannungen — auch der mimischen —, die grundsätzlich von zweierlei Art sind: 1. Spannung von zu starker Dynamik, also Spannungen, die stärker ausfallen als nötig und demgemäß Übertreibungen darstellen, 2. Spannungen, die völlig unnötig sind (vulgo: verkrampfter Mensch, gespreiztes Wesen, steifer Bock usw.). Faust schließt also von der muskulären Peripherie einschließlich der mimischen Muskulatur rückwärts auf die gleichen Spannungen und Spannungsgrade in den efferenten Nervenbahnen und denen der Nervenzentrale. In allen drei Graden dieser zusammenhängenden Brücke sind die Mehrspannungen und Spannungsgrade gleichmäßig vorhanden. Die Zielsetzung der Behandlung durch Entspannung erfolgt durch das Muskelspannungskontrollgefühl. Faust erinnert daran, daß das jeder Leistungsbetätigung physiologisch zugehörige Maß von Anspannung nicht herabgesetzt werden kann. Diese *nicht* überschießende Spannungsweise ist die optimale in bezug auf Kräfteverbrauch und Spannungsökonomie. Das mit der Nervosität auftretende Überspannnen, das der Patient aktiv hinzufügt, und das völlig unnötige Spannen in den Leistungspausen können wir dem Patienten aberziehen. Das ist das Prinzip, um das es sich hier handelt.

Ich bemerke hierzu, daß diese Schlüsse auch in bezug auf Stimmerzeugung und Stimmstörungen Beachtung verdienen. Stimmkranke weisen Mehrspannungen jeder Art auf, die besonders mimisch auffallen. Sie machen u. a. bei der Bildung der Vokale übertriebene Bewegungen mit der Muskulatur von Lippen und Wangen, manchmal sogar unter Zuhilfenahme von Stirn-, Nacken- und äußeren Halsmuskeln. Das ist verkehrt! Das übermäßige seitliche Zurückziehen der Mundlippen ruft z. B. bei der Bildung von i eine unnötig starke Zusammenziehung der mm. constrictores pharyngis hervor. Dieselbe Wirkung hat ein krampfhaftes Abrunden der Mundlippen beim a. Diese überflüssigen Zwischenspannungen beeinträchtigen den Stimmklang und rufen allmählich Störungen hervor. Die verschiedenen Teile des Ansatzrohrs stehen in innigem Zusammenhang, die geringste Behinderung an irgendeiner Stelle ruft folglich eine Koordinationsstörung der Bewegungen hervor. Siemsen (1935) z. B. hat bewiesen, daß an Gaumenspalten operierte Menschen, die keine Lippenspalten haben, stimmlich schneller und leichter fortschreiten als Menschen, die an Gaumen- und Lippenspalten operiert waren. Die durch die Nähte bedingte Steifheit der Lippe beeinträchtigt die Bewegungen von Velum und Pharynxmuskulatur. Es ist bedauerlich, daß das Anerziehen von derartigen schädlichen Mitbewegungen zu der „Spezialität" vieler Stimmbildner gehört.

Zwei Wege sind nach Faust vorhanden, um dem Patienten zu helfen:

Der eine ist — wie bereits am Anfang gesagt — von der Medizin längst beschritten worden: der Patient sollte sich nicht aufregen, jedenfalls nicht so oft und nicht so stark usw. Der springende Punkt hierbei war immer die zentrale psychische Direktion; von ihr aus sollte sich dann die Entspannung in das neurale Gebiet und in den ganzen Körper fortsetzen. Die Einstellung ist fraglos richtig, aber sie ist im ganzen recht wenig erfolgreich.

Der zweite — von Faust beschrittene Weg — besteht im Gegensatz zu dem vorigen darin, daß der Patient von selbst oder durch den Arzt seine Aufmerksamkeit ausschließlich auf das Periphere lenkt. Er muß begreifen lernen, daß die peripheren muskulären Überspannungen, die all seine Handlungen begleiten, stärker bei ihm ausfallen als notwendig, und daß er vielfach noch Spannungen in den Pausen unterhält, wo es gar nicht nötig ist, sich irgendwie angespannt zu halten. Hat der Patient das begriffen, so zeigt sich, daß es ihm durchweg leicht geworden ist, seine peripheren begleitenden Muskelspannungen loszulassen. Hierbei schaltet der Patient ohne besonderes Zutun gleichzeitig den Spannungsgrund der neuralen Mitte wie den der psychischen Zentrale von der nervösen Überspannung auf normale Spannung herunter.

Der zuerst erwähnte Weg verfuhr also *zentrifugal*, der zweite Weg (von Faust) verfährt dagegen *zentripetal*, indem die Überspannung der Gesamtheit (Zentrale—Nerven—Peripherie) vom letzten Glied her rückwärts mit Sicherheit gelöst wird.

Entspannung ist nicht gleich Unterspannung oder Erschlaffung zu setzen. Die Entspannungsbehandlung muß zu einer Normalspannungslage führen und nicht bis zu einer Erschlaffung hinein, weil diese schädliche Folgen haben kann.

Schon durch ihre Einfachheit unterscheidet sich Fausts „aktive Entspannungstherapie" wesentlich von dem verwandten Verfahren des „autogenen Trainings" von J. H. Schultz, abgesehen davon, daß sie nichts von dessen spezifischen Zügen der Ausbildung eines gesteigerten Schwere- und Wärmegefühls sowie selbsthypnotischer Fähigkeiten an sich hat.

Jeder durch die „aktive Entspannungstherapie" geheilte oder auch nur gebesserte Fall gibt unzweideutigen Einblick in das Getriebe des genannten Nervensystems einschließlich des Vegetativums. Es wohnt ihr also großer erkenntnis-theoretischer Wert inne.

C. DIE BEHANDLUNG

1. UNECHTE TASCHENBANDSTIMME (uTst)

Die uTst ist funktionell oder psychogen bedingt, sie kann auch als Symptom einer zentralen Störung (Arnold) auftreten.

Die Entstehung der *funktionellen* uTst läßt sich auf Fehl-Dauer-Überspannung, deren Grundsätze im vorigen Kapitel gewürdigt wurden, zurückführen: aus irgendeinem Grund (falsche Stimmerziehung, Überinanspruchnahme des Organs, Singen oder Reden bei starker Erkältung oder kaum abgeklungener Grippe usw.) fangen Resonanz und Tragweite der Stimme an abzunehmen. Nun folgt eins auf

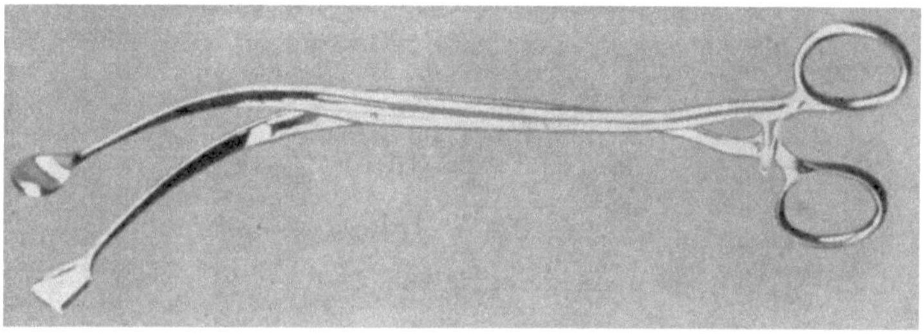

Abb. 3.
Zange zum Auseinanderhalten der Taschenbänder nach Gutzmann jr. Sie ermöglicht Einsichtnahme von den Stimmlippen, wenn diese allzusehr von den Taschenbändern bedeckt werden.

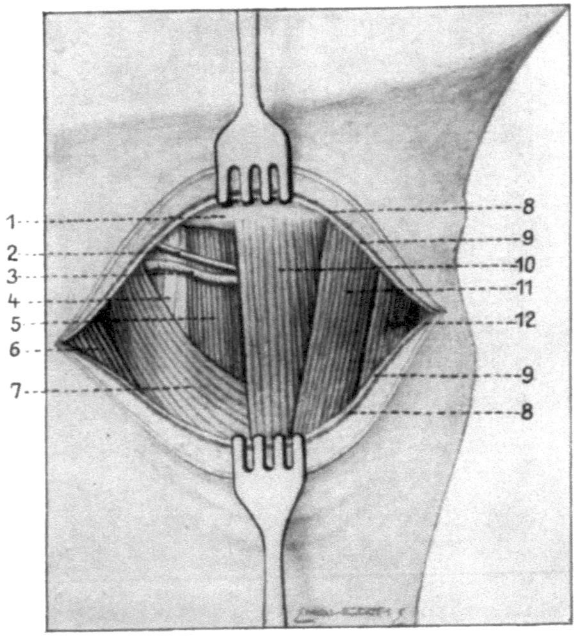

Abb. 4.

Operative Unterbrechung des M. stylopharyngeus: 1. Zungenbein, 2. N. laryng. sup., 3. Art. lar. sup., 4. Lig. hyothyreoideum, 5. M. stylopharyngeus, 6. M. sternocleidomast., 7. M. constrictor pharyngis inf., 8. Subcutis, 9. Fascia, 10. M. hyothyreoideus, 11. M. omohyoideus, 12. M. sternohyoideus.

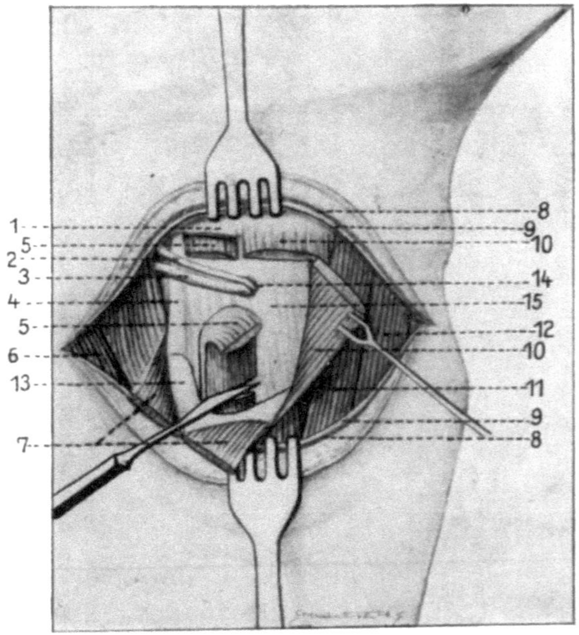

Abb. 5.

Die Ziffern 1—12 weisen auf dieselben Gebilde hin wie auf Abb. 4. 13. Oberes Horn des Schildknorpels, 14. Perforation der Membrana hyothyr. durch Art. und N. laryng. sup., 15. durch Einschneiden des M. constr. phar. inf. und des M. thyreohyoideus läßt sich die zwischen Zungenbein und Schildknorpel gelegene Partie des M. stylopharyngeus überblicken und entfernen.

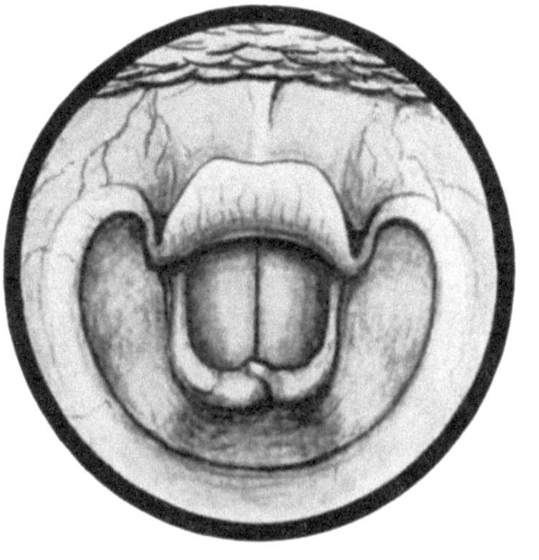

6a

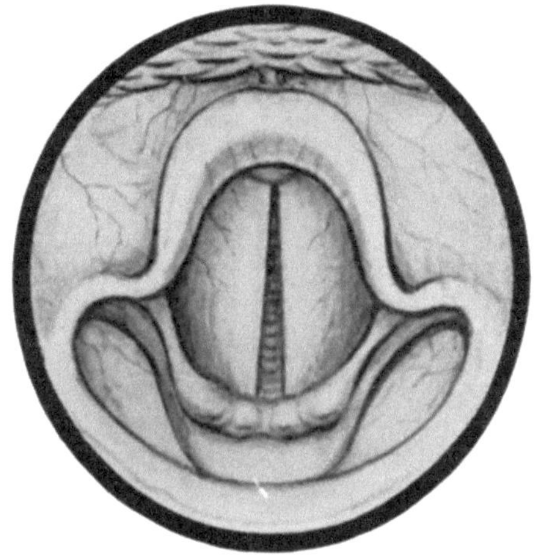

6b

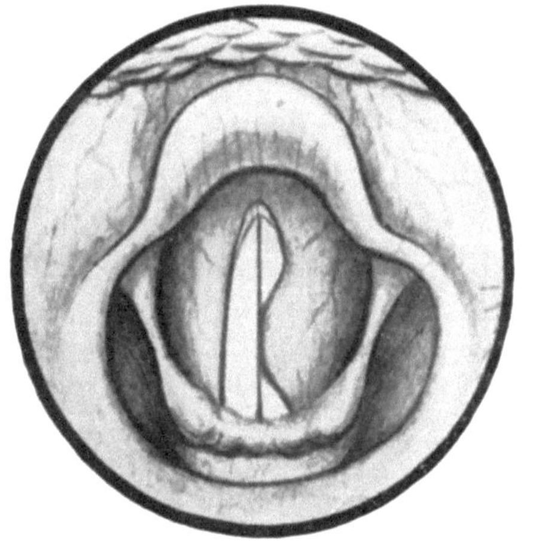

6c

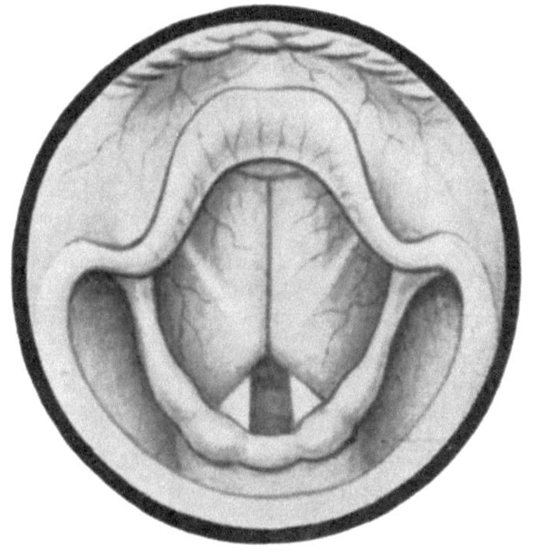

6d

Abb. 6a. Normales laryngoskopisches Bild bei kräftiger Taschenbandstimme.

Abb. 6b. Phonationsbild bei milder Taschenbandstimme: oberflächliche Berührung der Taschenbänder, keine Kreuzung der Aryknorpel. Normale Laryngoskopie.

Abb. 6c. „Flickfunktion" des Taschenbandes. Die Vorwölbung des Taschenbandes überdeckt den kleinen Randdefekt der Stimmlippe. Vgl. Abb. 24.

Abb. 6d. Fall von Ankylose. Die Taschenbandstimme ist in diesem Fall durch die Kontraktion der MM. ventriculares bedingt. Die vorderen zwei Drittel der Taschenbänder berühren sich intensiv, am hinteren Drittel bleibt ein Dreieck frei.

Abb. 4, 5 und 6 sind nach den Originalzeichnungen von Prof. Réthi, Budapest, wiedergegeben, die er die Güte hatte, mir zur Verfügung zu stellen. Hierfür spreche ich ihm meinen herzlichsten Dank aus (vgl. Réthi, 1952).

das andere: keine Schonung — Versuch, die Stimmkraft mit Gewalt herbeizuführen — Anfang der Fehlspannung — das Stimmorgan wird erheblich angestrengt — Stimme läßt immer mehr nach — Anwendung von erneuter Gewalt — und so geht es weiter, bis die Fehl-Dauer-Überspannung erreicht ist. Im Verlauf dieser spira vitiosa treten in manchen Fällen die Taschenbänder in Tätigkeit.

Die uTst klingt meistens tief, rauh, knarrend, sonst aber auch nur stark belegt bis heiser. Der Klang ist also nicht spezifisch für die uTst, denn er kann verschiedene andere Ursachen haben (Sängerknötchen, ödematöse Stimmlippen, Papillome u.ä.). Ausschließlich durch das Ohr läßt sich daher die uTst nicht sicher diagnostizieren. Erst die übliche oder gründlicher die stroboskopische Bespiegelung unterrichtet, ob und inwieweit die Taschenbänder mitarbeiten. Sie bewegen sich z. B. manchmal dermaßen medianwärts, daß die Stimmlippen kaum noch zu sehen sind, ein anderes Mal dagegen werden sie nur halbadduziert, oder es legt sich nur ein Taschenband ganz oder halbschräg über die entsprechende Stimmlippe usw. (Abb. 3, 6–6d und 18–24).

Es ist für die Behandlung der uTst unerläßlich, daß man sich überzeugt, ob eine uTst sensu strictiori vorliegt oder eine Aphonia spastica. Die Differentialdiagnose ist dank Réthi leicht, denn er hat (1933) eine klare Beschreibung des grundsätzlichen Unterschieds zwischen beiden Stimmstörungen veröffentlicht: „Es ist ein charakteristisches Symptom der Dysphonia spastica, daß die krampfhaft aneinandergedrückten Taschenbänder das Durchdringen des die Stimme auslösenden Luftstromes verhindern. Dagegen berühren sich bei einfacher Taschenbandstimme die Taschenbänder ganz eng, um durch den zwischen ihnen durchdringenden Luftstrom ins Schwingen zu geraten, die Stimme zu erzeugen" (S. 573—574). Die Aphonia spastica ist also etwas anderes als die uTst s. str., sie wird folglich in diesem Werk nicht berücksichtigt.

Die Behandlung der *funktionellen* uTst erfolgt auf drei verschiedenen Wegen: übungstherapeutisch, medikamentös, operativ.

Übungsbehandlung. — Grundsatz der Übungstherapie ist, wie bereits gesagt, die Herbeiführung der Entspannung, um die Mittätigkeit der Taschenbänder zu beseitigen. Starre Regeln gibt es nicht, denn man muß sich je nach dem Fall richten. Einige Autoren haben die Einzelheiten ihres Behandlungsverfahrens veröffentlicht; manche Angaben sind gut, manche andere dagegen weniger. So z. B., wenn Moritz Schmidt betreffs des Summens sagt: „Beachtet man dabei, daß die höhere Stimmlage die Halsorgane erleichtert [?] und die Tragfähigkeit der Stimme erhöht, so wird der Erfolg nicht ausbleiben" (S. 858). Gerade die hohe Stimmlage ruft meistens erst recht Überspannung hervor, sie ist folglich zu vermeiden zugunsten einer bequem tief liegenden Lage.

Für Leser, die noch nicht mit der Technik der Übungstherapie vertraut sind, führe ich nachstehend einige *Hauptkunstgriffe* an, ohne Anspruch darauf zu erheben, etwas Neues zu sagen, denn sie sind schon lange Gemeingut jedes rationell arbeitenden Stimmbildners.

Der Patient muß zuerst eine Zeitlang schweigen, das gilt besonders für Berufsredner und Sänger.

Dann wird der Patient zu einer zweckmäßigen Atemführung erzogen. Das Überwiegen eines einseitigen Atemtypus wird ausgeglichen. Einem Patienten z. B. mit ausgesprochener „Costal"-Atmung ist eine hinreichende „Bauch"-Atmung beizubringen. Umgekehrt muß bei Fällen von nur Bauchatmung — womöglich mit starrer „Bauchstütze" — die Innervation der Muskeln, die den oberen Teil des Brustkorbs betätigen, sowie das Einziehen der Bauchdeckenmuskulatur beim Ausatmen eingeübt werden. Die Atembewegungen haben jedenfalls stets mit dem Optimum-Minimum der Arbeit zu erfolgen. Ich empfehle übrigens, die lehrreichen Ausführungen von Faust über Atmung und Entspannung sowie die von Husson (1952) über den subglottalen Druck zu beherzigen.

Sind die Atembewegungen zufriedenstellend, dann lernt Patient, möglichst wenig Luft einzuatmen und sie lange — unter Vermeidung jeder Anstrengung der Ausatmungsmuskulatur — ausströmen zu lassen. Das geschieht zuerst auf den stimmlosen Lauten f oder s, sch usw.

Es empfiehlt sich jedoch, nicht allzulange bei diesem ersten Teil der Behandlung zu verweilen, denn wir wollen keine Atemvirtuosen heranbilden. Abgesehen davon wirken sich stumme Atemübungen anödend aus, sie müssen daher klug dosiert werden. Sobald Fortschritte in der Atemführung erzielt sind, geht man zu Resonanzübungen über. Diese werden zuerst nur auf m, später auf m + Vokal durchgeführt. Dabei ist folgendes zu beachten:

1. Gemäß Fausts Grundsätzen muß Patient vor allem lernen, seine bisherige schädliche Mitinnervation der Gesichts-Hals-Nackenmuskulatur bei der Stimmerzeugung einzustellen. Zu dem Zweck betrachtet er sich im Spiegel und erhält Anweisungen, um Vergleiche zwischen sich selbst und dem Behandelnden anzustellen. Insbesondere muß er dazu ermahnt werden, die oft vorkommenden Falten beiderseits der Oberlippe und der Nasenflügel — die so typisch sind für Menschen mit Velumparese oder mit Gaumenspalten (auch wenn letztere keine Lippenspalten aufweisen!) — zu vermeiden. Indem sich Patient im Spiegel beobachtet und die Gesichts-Hals-Nackenmuskulatur entspannt, ruft er allmählich automatisch eine Herabsetzung der „gleichen Spannungen und Spannungsgrade in den stimmlichen efferenten Nervenbahnen und denen der Nervenzentrale hervor" (Faust). Auf alle Fälle darf man nicht über der Stimme den ganzen Menschen vergessen. Oft

beherrscht nämlich die Dauer-Fehl-Überspannung nicht nur das Stimmorgan, sondern auch den gesamten Körper, sie muß folglich mitbekämpft werden. Mit anderen Worten: wenn ein Stimmkranker um Hilfe bittet, soll der Behandelnde sich nicht bloß fragen: was ist das für eine Stimmstörung, die ich zu heilen habe?, sondern auch und in erster Linie: was ist das für ein Mensch, der diese Stimmstörung hat?

2. Die Resonanztherapie wird im großen und ganzen in folgender Weise vorgenommen: Bevor der Patient die Stimmlippen schwingen läßt, muß er den Unterkiefer „fallen lassen" und sich mit dem Velum so verhalten, als ob er *ganz leicht* gähnen wolle; erst hierauf legt er behutsam die Mundlippen gegeneinander. Diese Vorbereitungen bezwecken, im Ansatzrohr automatisch eine Entspannung entstehen zu lassen und beim Patienten ein Gefühl der „Weite" hervorzurufen. Hat er dieses Stadium erreicht, so hat er auch die gute m-Resonanz inne. Erst jetzt läßt er die Stimme ertönen.

3. m darf nicht im „Kehlkopf", sondern muß „auf den Mundlippen" klingen, d. h. Patient soll nicht „drücken", „quetschen", „die Stimme zurückhalten" usw., sondern er muß m „vorne bilden". Er kann selbst feststellen, ob das geschieht, wenn er auf Wangen und Mundlippen den Stimmfremitus (énergie vibratoire absorbée, dissipée, Husson, 1950, Conclusions) spürt. Dieser kann sich bei guter Bildung sogar bis zu einem Kitzelgefühl steigern.

4. Bei Übungen m + Vokal soll nicht der Vokal, wie es meistens verkehrterweise geschieht, lange gehalten werden, sondern m. Der Vokal „öffnet" nur und hat die Aufgabe, den Patienten dahin zu erziehen, daß er von m zum Öffnungslaut gleitet, ohne die für m günstige Resonanzgestalt zu verändern. Das Üben erfolgt im Anfang weder zu hoch noch zu laut, erst mit der Zeit nehmen beide Faktoren zu. Auf diesem Wege erzieht man den Patienten gleichzeitig dazu, den subglottalen Druck so zu regulieren, daß dieser in einem der Elastizität und Beweglichkeit der Stimmlippen adäquaten Verhältnis ausströmt.

Mag es banal klingen, aber ich betone: Wer behandelt, muß selbst diese und andere Kunstgriffe beherrschen und richtig vormachen können, denn auch in der Übungstherapie sind Beispiel und Nachahmung maßgebend.

Schon mit dem Gehör merkt man, ob die Mittätigkeit der Taschenbänder nachläßt, aber nur eine Bespiegelung unterrichtet hierüber zuverlässig. Günstige Befunde sind dem Patienten mitzuteilen, sie wirken auf ihn anspornend.

Haben die Resonanzübungen auf m + Vokal Erfolg, dann setzt man sie mit anderen stimmhaften Konsonanten fort, und zwar immer mit lockerer Stimmmuskulatur. Es darf z. B. b nur mit sich ganz leicht berührenden Mundlippen gebildet werden. Preßt man nämlich letztere zu kräftig gegeneinander, so beeinträchtigt man die Tätigkeit der Kehlkopfmuskeln und setzt den Grad der Stimmhaftigkeit herab (Kompensationsgesetz von Joh. Müller [1839], das 1934 durch von Essen in bezug auf den Sprechvorgang erweitert wurde).

In den meisten Fällen, besonders, wenn der Patient guten Willen und Ausdauer hat, reichen schon diese einfachen Kunstgriffe aus, um die Mittätigkeit der Taschenbänder zu beseitigen und eine normale Stimmerzeugung herbeizuführen. Harmonische Vibration wird von verschiedenen Autoren empfohlen. Ich habe sie nie angewandt und bin trotzdem zum Ziel gekommen. Ich lehne sie aber nicht ab, denn es ist anzunehmen, daß sie in besonderen Fällen gute Dienste leistet.

Es gibt freilich refraktäre Fälle, z. B. wenn der Patient stimmlich-motorisch minderbegabt oder amusisch oder gar schwerhörig ist usw. Je nachdem kann man in solchen Fällen eine medikamentöse oder eine operative Behandlung in Erwägung ziehen (vgl. S. 13 und 14).

Was die Dauer der Übungstherapie anbelangt, so lassen sich keine bindenden Angaben machen; es kommt auf jeden einzelnen Fall an und ob eine gründliche Nachbehandlung der Stimme überhaupt, z. B. bei manchem Berufssänger oder Redner, erforderlich ist. Nadolecznys therapeutisch äußerst lehrreicher Sonderfall (1934, S. 288—289) verdient hier erwähnt zu werden: Nach Motorradunfall Zertrümmerungsfraktur des Kehlkopfes, hierauf Taschenbandstimme. Behandlung: „Anlauten tiefer Vokale mit weichem Stimmeinsatz und einleitenden tönenden Mitlauten auf dem Ton H unter gleichzeitiger Galvanisation (negativer Pol links) und Pharadisation des Kehlkopfes." Nach drei Monaten war eine Bespiegelung des Kehlkopfinneren möglich: die rechte Stimmlippe stand höher als die linke. Einen Monat später konnte „eine Art von Stimmritzenverschluß festgestellt werden", die Stroboskopie ergab: „die rechte Stimmlippe artikuliert mit dem linken Taschenband gegenschlagend". Nach sechsmonatiger Behandlung waren beide Stimmlippen wieder funktionsfähig, „demnach gelang die Besserung der Stimme und die Beseitigung der pathologischen Funktion innerhalb der Brust- und Mittellage". Dieser Fall verdient beherzigt zu werden: er beweist nämlich, daß sogar bei mancher schweren Läsion des Kehlkopfes, aber bei noch vorhandenen Stimmlippen, Übungstherapie nicht nur die spontan aufgetretene Taschenbandstimme beseitigen, sondern sogar eine stimmliche restitutio ad integrum herbeiführen kann.

Schließlich sei noch manches rasche, spontane Verschwinden der funktionellen (also nicht psychogenen!) uTst erwähnt. So berichtet z. B. Kecht (1951), der sich eingehend mit der laryngopathia gravidarum beschäftigt hat, über eine Gravide, bei der hochgradige ödematöse Schwellung beider Arygegenden, der aryepiglottischen Falten und der Taschenbänder bestand, so daß die Stimmlippen nicht zu sehen waren. Tracheotomie. Am 5. Tage nach der Entbindung war die Schwellung der Arygegend und der Taschenbänder und am 8. Tage die der subglottischen Falte vollkommen verschwunden. Ich selbst habe manchmal beobachtet, daß bei der ersten Bespiegelung so starke Adduktion der Taschenbänder erfolgte, daß die Stimmlippen unsichtbar waren. Bei den nächsten Untersuchungen blieben die Taschenbänder untätig. Das mahnt zur Vorsicht: es ist also empfehlenswert, einen Patienten an verschiedenen Tagen zu bespiegeln, um zu vermeiden, daß man eine zufällige und vorübergehende Erscheinung als eine dauernde betrachtet und so eine unzutreffende Diagnose aufstellt. Derartige spontane Heilungen sind erfreulich, Prädisposition zu einer Mitarbeit der Taschenbänder ist aber offenbar. Deswegen empfehle ich in solchen Fällen Übungstherapie, und wäre es nur als Präventivmittel.

Medikamentöse Behandlung. — „Medikamentös" ist eine hochtrabende Bezeichnung, denn das Verfahren besteht nur in der Anwendung örtlicher Betäubung. Réthi berichtet 1934 hierüber als erster: „Bei diesem Kranken [mit Taschenbandstimme] fand ich auf dem hinteren Gaumenbogen ein kleines Papillom. Bei Entfernung desselben gebrauchte ich außer Kokainanästhesie auch etwas Novokain, so daß ich den M. stylo-pharyngeus lähmte; dabei zeigte sich, daß auf der gelähmten Seite die Ausfüllung des Recessus piriformis, die Verschiebung des entsprechenden Aryknorpels und Taschenbandes gegen die Mittellinie ausblieb. Sowie die Wirkung des Anästhetikums aufhörte, wurde die Tätigkeit des Taschenbandes vollkommen wiederhergestellt" (S. 586).

Anästhesierung nimmt heute *Réthi* (1952) wie folgt vor: nach Berieselung mit Pantocain-Adrenalin wird der Schnittpunkt der Plica palato-styloidea pharyngalis in der Plica pharyngo-epiglottica mit 5 ccm einer einprozentigen Novocain-Adrenalinlösung — evtl. unter Spiegelkontrolle — submukös infiltriert. Nach einigen Minuten hört die Näherung der Taschenbänder zur Mittellinie bei der Phonation auf. Die normale Stimme tönt wieder, die Taschenbandstimme ist endgültig beseitigt. Hieraus schließt *Réthi* (1952), daß „die von ihm früher vorgeschlagene Durchschneidung des M. stylopharyngeus für die Aufhebung der e i n f a c h e n Taschenbandstimme nicht begründet ist".

Bleibt die erstrebte Taschenbandstimme immer noch schwach, so wendet *Réthi* (1952) faradischen Strom an, um das stylopharyngeale Muskelsystem und den N. palatopharyngeus zu kräftigen, dadurch gewinnt die Stimme an Fülle. Stimmübungen in verschiedenen Tonhöhen schließen sich an.

Drei Jahre später anästhesiert Tarneaud nur im Bereich des Pharynx und des Vestibulum (blocage anésthésique pharyngé) mit einer 2% Kokainlösung: der Patient verliert das innere Lagegefühl, die Stimmuskulatur entspannt sich, die Mittätigkeit der Taschenbänder hört auf. Tarneaud warnt vor Bepinselungen mit Antiseptica und vor Medikamenten auf Basis von Strychnin oder Kola.

Operative Behandlung. — Bereits 1921 behandelte Dundas-Grant als erster (?) operativ die uTst bei einem 30jährigen Patienten, der wegen Tuberkuloseverdacht aus dem Heer entlassen worden war. Nachdem Dundas-Grant sich überzeugt hatte, daß die Stimmlippen intakt waren und keine Tuberkulose vorlag, trug er beide Taschenbänder ab, worauf die frühere Stimme wieder ertönte. Nachuntersuchungen bestätigten den stimmlichen Erfolg.

Ebenso operativ, aber nach einem anderen Verfahren, bekämpft Réthi (1933) die uTst. Wenn aus irgendeinem Grunde eine Schwäche des M. thyreoarytaenoideus internus et externus eintritt und trotzdem Stimme erzeugt werden muß, so nimmt nach Réthi der Organismus die Tätigkeit gewisser Hilfsmuskeln in Anspruch. Diese Muskeln sind erstens der M. stylo-pharyngeus und zweitens parallel mit demselben der M. palato-pharyngeus. Die erhöhte Tätigkeit dieser beiden Muskeln, besonders aber des ersteren, bringt die Taschenbandstimme zustande (S. 574). Eine Teilnahme dieser Muskeln an der Stimmerzeugung erfolgt nicht normaliter, sondern nur unter pathologischen Umständen mit einem Resultat von pathologischen Phonationserscheinungen. Daraus folgt, daß es nur einen äußeren substituenten, nicht aber einen adjuvanten Phonationsmuskel gibt" (S. 589). Bei Lokalanästhesie durchschneidet Réthi den M. stylo-pharyngeus und unterbindet dadurch die unerwünschte Tätigkeit der Taschenbänder (Abb. 4–5).

Eine von ihm noch nicht erwähnte operative Maßnahme gibt Réthi 1952 an: Nach Heilung einer uTst „kann die selten vorkommende Hypertrophie der Taschenbänder noch immer störend wirken. Liegt das Taschenband über der Stimmlippe, so wird hierdurch die Klarheit der Stimme beeinträchtigt. In solchen Fällen ist die Abtragung des Taschenbandrandes unter Verwendung des Cordes-Kehlkopfansatzes angezeigt. Man hat darauf zu achten, daß nicht zuviel abgetragen wird."

Es verdient allerdings hervorgehoben zu werden, daß Réthi in letzter Zeit (1952) auf Grund seiner durch bloße Anästhesierung (vgl. S. 13) erzielten Erfolge eine Durchschneidung des M. stylo-pharyngeus nur noch in besonders schwierigen Fällen vornimmt.

Auch Ch. und L. Ch. Jackson empfehlen beim Versagen der Übungstherapie Abtragung (1935), aber nicht in so radikaler Weise wie Dundas-Grant: „The operation consists in nipping out a bit of tissue from the middle of the free edge of one or both ventricular bands. Before this done, however, it is necessary to be certain that the vocal cords can approximate, be drawn tense and vibrate." Übrigens scheinen VV. sich bereits früher kurz nach Dundas-Grant in demselben Sinne geäußert zu haben, denn 1922 haben sie einen mir leider nicht zugänglichen Aufsatz „Ventriculocordectomy" veröffentlicht.

Kings Verfahren (1944 und später) — ich verdanke diesbezügliche Angaben der Freundlichkeit von Dr. Segré (Buenos Aires) — besteht in der seitlichen Immobilisierung eines Aryknorpels.

Erwähnenswert ist Segrés Kritik (1952) über den Wert solcher Operationen. In Réthis Verfahren erblickt er eine in gewissem Sinne suggestive Psychotherapie. Von Jacksons Eingriff erwartet Segré keine endgültige Heilung, denn eine Regeneration des Gewebes der Taschenbänder sei nicht ausgeschlossen. Kings Verfahren kommt s. E. in ganz ernsten Fällen in Betracht, und bei richtiger Dosierung sei es geeignet, den Spasmus zu beseitigen, ohne eine hierauf folgende Dysphonie auf paretischer Grundlage befürchten zu müssen.

Derartige Eingriffe haben in engeren phoniatrischen Kreisen keinen Beifall gefunden, obwohl ihnen grundsätzlich betrachtet doch ein Vorzug innewohnt: sie unterbinden — wenigstens nach ihren Erfindern — blitzartig die Tätigkeit der Taschenbänder und lassen die von den Stimmlippen erzeugte Stimme gleich darauf wieder ertönen. Es will mir trotzdem scheinen — ich verfüge über keinerlei persönliche Erfahrungen auf diesem Gebiete — daß der Eingriff allein zu keinem anhaltenden stimmlichen Erfolg führen kann: das bereits durch den früheren verkehrten Gebrauch und durch die Operation angegriffene Organ wird sehr leicht bei der geringsten Veranlassung wieder stimmpathologische Symptome aufweisen. Deswegen besteht m. E. auch nach dem Eingriff dringende Indikation für eine Übungsbehandlung, um das Organ zweckmäßig zu erziehen und so die Stimmerzeugung dauernd zu normalisieren.

Zu den „halboperativen" Eingriffen gehören Flataus Kunstgriffe, um Intonationsversuche unter Ausschaltung der Taschenbänder zu ermöglichen. Besteht keine Verschiebung der Taschenbänder gegen die Horizontalebene, dann bedient sich Flatau (1910, S. 98 und 1928, S. 795) eines zangenförmigen Instruments (Gutzmann jr. hat ebenfalls ein solches hergestellt, vgl. Abb. 3), um die Taschenbänder „so weit auseinander zu halten, daß sie bei dem nun kommandierten Impuls zur Intonation außer Tätigkeit bleiben". Ist aber eine Verschiebung der Taschenbänder im obigen Sinne doch vorhanden, so benutzt Flatau „jederseits auf den Schildknorpel aufgebrachte Saugglocken, die als Handhabe dienen" [??]. Außerdem wendet Flatau „die bekannten Schröterschen Hartgummibolzen" an, die mancher geschickte Patient 3—4mal täglich in den Kehlkopf einführt, um „die gewünschte Ausschaltung der Taschenbänder herbeizuführen und die Stimmlippenfunktion zu üben und zu sichern" (S. 795). Erfreulicherweise sind derartige Foltermittel unbekannt geblieben, es ist fraglich, ob sie sich auch bei refraktären Fällen von psychogener Taschenbandstimme bewähren würden.

Die *psychogene* uTst s. str. muß nach dem für sämtliche psychogene Stimmstörungen geltenden Grundsatz behandelt werden: die „Heilung" ist nach Möglichkeit in einer Sitzung zu erzielen. Vorsicht, Takt, Einfühlung, Geduld und nicht zuletzt Selbstbeherrschung sind daher in hohem Maße erforderlich.

Steht die Psychogenität nicht eindeutig fest, so ist der Lombardsche Versuch zu empfehlen, obwohl er nur dann zu verwerten ist, wenn er durchaus positiv ausfällt, d. h. wenn die normale Stimme wieder deutlich ertönt. Ein negatives Ergebnis ist noch lange kein untrüglicher Beweis für Nichtpsychogenität, denn mancher Patient läßt den Versuch teilnahmlos über sich ergehen. Imhofer hat (1933) einen aufschlußreichen Aufsatz hierüber veröffentlicht. Die Anästhesierung nach Réthi bzw. Tarneaud ist geeignet, Auskunft — wenn auch nicht immer — zu schaffen. In besonders schwierigen Fällen kann man zu einem Lachgasrausch Zuflucht nehmen, der manchmal überraschend prompt — auch da, wo die soeben genannten Hilfsmittel versagt hatten — wirkt. Freilich sind das nur diagnostische Mittel, sie liefern aber verwertbare Stützen für die Behandlung. Diese richtet sich nach dem jeweiligen Patienten: bei manchem genügt digitale Kompression beider Flügel des Schildknorpels, evtl. mit gleichzeitigem Fühlenlassen des Fremitus am Kehlkopf des Behandelnden, oder sonst auch frontaler Druck auf die Vorderkante des Schildknorpels. Auch protrahierte tiefe Bespiegelung (eine Art Suffokation nach Muck), faradische Hochfrequenzströme u. ä. stehen zur Verfügung, ohne daß damit gesagt ist, daß alle diese Mittel sicher zum Ziele führen. Versager treten jedenfalls bestimmt auf, wenn man keinen ausreichenden Kontakt mit dem Patienten gewonnen und versäumt hat, ihn vor der endgültigen Behandlung darüber „aufzuklären", was man von ihm erwartet (Verbalsuggestion). In der Beziehung sind der Phantasie und Überredungskunst des Behandelnden keine Grenzen gezogen! Aber auch der eklatanteste Erfolg schließt einen — manchmal prompter als man erwartet hat — Rückfall nicht aus, denn die Behandlung ist nur eine symptomatische und keine kausale.

Betreffs der *zentral bedingten Taschenbandstimme* hatte Arnold die Güte, mich brieflich auf Folgendes aufmerksam zu machen: „Verschiedene Kranke mit Kleinhirn- oder Mittelhirnstörungen zeigten neben den üblichen zerebellaren Dysarthrien oft eine sehr tiefe, gepreßte oder gequetschte Stimme mit der typischen Hyperkinese der Taschenbänder. Fall 3 auf S. 362 des Buches Luchsinger-Arnolds zeigt, was ich meine." Auch Segré (1952) betont, daß die das spastische Schließen der Glottis begleitende Mittätigkeit der Taschenbänder u. a. auf eine neurologische Störung (Tabes, multiple Sklerose usw.) zurückgeführt werden kann. Allerdings handelt es sich bei Segré um Fälle von aphonia spastica und nicht um

Taschenbandstimme s. str. Ob und welche Behandlung bei zentral bedingter Taschenbandstimme in Betracht kommt, steht m. W. noch nicht fest.

Folgender Hinweis scheint mir an dieser Stelle angebracht: daß sich Störungen zentraler Natur auch in der Stimme offenbaren können, ist bereits von Psychiatern, Neurologen und Phoniatern beobachtet worden. Es waren aber rein klinische, mit dem Gehör gewonnene Feststellungen, deren grundlegender Wert für den Mechanismus der Stimme überhaupt den Autoren (mit Ausnahme von Hugo Stern „Die symptômatischen Sprachstörungen" in Gutzmanns „Sprachheilkunde", 1912 und 1924) entgangen war. Es ist daher sehr erfreulich, daß Husson (Paris) umfangreiche und planmäßige Untersuchungen mit zeitgemäßen Vorrichtungen über symptomatische Stimmstörungen angestellt hat. Es ergeben sich aus seinen Forschungen (1950) „importantes conséquences du point de vue pathogénique et thérapeutique des maladies de la voix. Elles ne sont en général que des troubles neurologiques à symptômes phoniques. Des altérations de la vibration des cordes ont été trouvées dans presque tous les troubles centraux: hémiplégie, parkinsoniens, striatiques, thalamiques, pseudobulbaires etc. Inversement, des examens neurologiques fins font trouver des symptômes neurologiques purs, très variables, dans presque tous les troubles vocaux" (Kap. IV und S. 46). Auch Hussons Äußerung „Ainsi donc, la vibration des cordes vocales nous plonge en pleine physiologie *cérébrale*, et se situe sur la place de la physiologie nerveuse presque pure" verdient Berücksichtigung bei der Erörterung der Pathogenese mancher Fälle von Taschenbandstimme.

2. ECHTE TASCHENBANDSTIMME (eTst)

Die eTst kann nur dann entstehen, wenn die Stimmlippen so lädiert sind, daß sie dauernd außerstande sind, die Stimme in normalem Sinne zu erzeugen. Die Ursachen hierfür sind äußerst verschieden. Als Beispiel sei die letzte diesbezügliche Mitteilung widergegeben, die wir Döhne (1942) verdanken: „Infolge zweier großen Zysten im Bereich der Taschenfalten war es zu einer mechanisch bedingten Taschenfaltenstimme gekommen, die auch nach Entleerung des Zysteninhalts infolge der Starrwandigkeit der Zysten beibehalten wurde. Eine Besserung der geklagten Heiserkeit bzw. der Stimmstörungen hätte sich in diesem Fall ausschließlich durch eine operative Entfernung der Zysten ermöglichen lassen, die jedoch der Patient ablehnte."

Therapeutisch betrachtet müssen wir uns hier, wie bereits gesagt, gerade umgekehrt verhalten wie bei unseren Bemühungen um die uTst: wir erzeugen zuerst Spannung.

Verschiedene Wege stehen hierzu offen. Wir fordern z. B. den Patienten auf, so zu tun, als ob er leicht presse, indem er seine Aufmerksamkeit auf den Kehlkopf konzentriert und dabei versucht, „Stimme" (besser Geräusch) zu erzeugen. Zweck dieses einfachen Kunstgriffes ist, allmählich eine Tätigkeit der Taschenbänder hervorzurufen, bis sie sich berühren und so eine glottis ventricularis vicaria bilden. Heymann (S. 505) sagt in dieser Beziehung: „Niemals aber darf man versuchen, etwa durch gewaltsames Pressen diesen Schluß zu erzwingen." In beiden Fällen von Heymann handelte es sich um Heranbildung einer Taschenbandstimme bei noch vorhandenen Stimmlippen. Auf Grund meiner persönlichen Erfahrungen bin ich daher so frei, folgendes zu bemerken: Die unerwünschte Mittätigkeit der Taschenbänder bei intakten Stimmlippen kommt durch „Pressen" zustande. Hugo Stern (1928) erwähnt aus diesem Grunde die Taschenbandstimme bei der Beschreibung desjenigen Stimmklanges, der eben unter dem Namen „Preßstimme" bekannt ist: „Beim Pressen, das eigentlich besser als Hyperkinese zu klassifizieren ist, handelt es sich vorwiegend darum, daß, neben dem Aneinanderpressen der Stimmlippen, sich meist auch noch die Taschenlippen gleich Dämpfern auf die Stimmlippen legen, wodurch der als Resonanzraum dienende Ventriculus Morgagni vollständig verschwindet. Ferner überlagert auch der Kehldeckelwulst die Stimmlippen, was eine Folge der Annäherung des Schildknorpels an das Zungenbein ist. So entsteht eine unangenehme Klangfarbe, die Stimme spricht, da die Stimmlippen in der Tat „gepreßt" werden, sehr schwer an, ein richtiges Crescendo und Decrescendo ist so gut wie unausführbar" (S. 154). Da nun das unbewußte Pressen die Ursache der unerwünschten Mittätigkeit der Taschenbänder bei intakten Stimmlippen ist, so besteht m. E. kein Grund, bei unseren Bestrebungen, eine echte Taschenbandstimme hervorzurufen, auf dessen Anwendung zu verzichten. Dieses Pressen ist wohl Spannung, aber noch lange nicht Überspannung. In „mitigierter Form" (Hugo Stern, S. 161) und vorübergehend kann es also ohne Bedenken verwertet werden.

Will man aber das Pressen nicht anwenden, so macht man dem Patienten vor, wie die Stimme u. a. weich oder hart beginnen kann (sog. weicher bzw. harter Stimmeinsatz), am praktischsten, indem wir „ah" in heller Begeisterung und hierauf recht ärgerlich „ach was!" ausrufen. Durch Palpation des Kehlkopfes und der Atembewegungen des Behandelnden und an sich selbst muß der Patient danach streben, den harten Stimmeinsatz hervorzubringen.

Schon das Gehör reicht aus, um festzustellen, ob die Glottis vicaria erreicht worden ist, denn bei ihrer Sprengung muß ein deutliches Knacken zu hören sein. Die Bespiegelung kontrolliert übrigens, inwieweit unsere akustische Feststellung richtig ist oder nicht. Erfolgt endlich Ad- und Abduktion der Taschenbänder, dann geht man an die Heranbildung der eigentlichen Ersatzstimme. Wir lassen den

Patienten eine knarrende Stimme hören, die wir selbst durch gegeneinander gepreßte Stimmlippen (es handelt sich also um eine Art von protrahiertem, nicht allzu hartem Stimmeinsatz) erzeugen. Er soll einen ähnlichen Klang (eigentlich: Geräusch!) hervorbringen. Heymann empfiehlt, wohl schwierige, aber aufgeweckte Patienten zur Autolaryngoskopie zu erziehen. Ein vorzügliches Hilfsmittel, weil sie dadurch lernen, Bewegungen, die sie sonst unbewußt ausführen sollen, mit dem Auge zu verfolgen, was die Innervation leichter und zweckmäßiger gestaltet. Schon aus rein euphoristischen Gründen sollte man Heymanns Vorschlag beherzigen.

Ist die erstrebte Taschenbandstimme erreicht, so ist es an der Zeit, die am Anfang gepflegte Spannung aufzugeben. Die üblichen Entspannungsübungen (S. 10 ff.) führen auch hier zum Ziel: die Atembewegungen werden geregelt, Atemmenge und Atemdruck zweckmäßig in Übereinstimmung gebracht usw. Auch muß eine deutliche Lautbildung gepflegt werden, denn von ihr hängt es ab, ob der Patient gut verstanden wird oder nicht. Mancher, der motorisch besonders veranlagt ist, bringt es fertig, eine Taschenbandstimme ohne jede Einleitung spontan zu erzeugen. Aber eine systematische Übungsbehandlung ist trotzdem unumgänglich: sie entwickelt Resonanz, erweitert den Stimmumfang und bringt Erleichterung durch Herabsetzung der in derartigen Fällen unvermeidlichen Hyperkinese.

Dagegen läßt sich bei anderen Patienten eine eTst trotz sorgfältiger Bemühungen nicht einmal andeutungsweise hervorrufen. Ich pflichte Heymann bei, der sagt, daß jede Hoffnung aufzugeben sei, wenn eine eTst innerhalb 4—6 Wochen nicht erzielt worden ist. Es wäre übrigens zu empfehlen, ob man nicht den M. stylopharyngeus reizen soll (vgl. Réthi, S. 13), um festzustellen, ob bei derartigen Fällen jede Mühe vergebens ist aus dem einfachen Grunde, weil dieser Muskel, folglich auch die Taschenbänder, überhaupt nicht funktionsfähig sind. Jedenfalls ist auch bei solchen Patienten eine Übungstherapie sehr zu empfehlen, wenn auch nur, um die Atmung zu regulieren und ein diszipliniertes Flüstern zu erzeugen.

3. MISCHFORMEN

Je nach der Art der Läsion im Inneren des Kehlkopfes ändern sich die Mischformen der Taschenbandstimme. Feste Richtlinien für eine Behandlung lassen sich daher nicht anführen, zumal ausgedehnte Erfahrungen fehlen und die Literatur sehr spärlich ist.

Bei Gutzmanns Mischfall näherte sich die gesunde Stimmlippe nach Abtragung der kranken an das Taschenband der anderen Seite an und ermöglichte so eine Stimmerzeugung (1912 und 1924, S. 571). Ob das durch Übungstherapie oder spontan zustande gekommen war, sagt Gutzmann nicht. Bei Stotterern, „welche sehr stark bei offenen Vokalen anstoßen", zeigt nach Gutzmann die Bespiegelung, daß z. B. beim a auch die Taschenbänder mitinnerviert werden und sich auf die Stimmlippen lagern (S. 432). Das kann auch als eine Art von „Mischform" betrachtet werden.

Nadoleczny (1934) erwähnt einige Mischformen: Vibration der rechten aryepiglottischen Falte gegen das linke Taschenband, Strohbaßtöne durch Vibration der linken aryepiglottischen Falte gegen das rechte Taschenband, Vibration der linken aryepiglottischen Falte gegen den hinteren Rand des vorgedrängten linken Taschenbandes. Über die Behandlung äußert sich Nadoleczny nicht.

Bei Ostwalds (1939) erstem Mischfall war die rechte Stimmlippe lädiert und das rechte Taschenband überlagerte die wesentlich tiefer liegende linke Stimmlippe. Die Behandlung bestand aus „Atemübungen mit gleichzeitiger Verwendung von pulsierendem Gleichstrom" (S. 55), damit wurde eine Taschenbandstimme erreicht. Im zweiten Mischfall blieben die Stimmlippen nach Strumektomie bei der Respiration in Paramedianstellung, bei der Tongebung wurden die Taschenbänder zusammengepreßt. Verfasser spricht nur von einer kurzen „Stimmübungsbehandlung", die zu „einer sich wechselseitig ergänzenden Taschenbandstimme (für die tiefen Töne) und einer Stimmlippenstimme (für die hohen Töne) führte (S. 56). (Vgl. Runge, S. 36 und Grammont, S. 43)

Bei einem Patienten, der nach Abtragung einer Stimmlippe aphonisch war, versuchte ich, durch Schulung der Atmung eine Ersatzstimme hervorzurufen. Nach kurzer Zeit entstand ein knarrendes Geräusch. Die Bespiegelung ergab, daß die Taschenbänder spontan in Tätigkeit getreten waren. Der Patient war darüber sehr erfreut und verzichtete auf eine weitere Behandlung.

Abschließend ist dringend anzuraten, einen akustischen Status — einerlei, um welche Art der Taschenbandstimme es sich handelt — vor und am Ende der Behandlung vorzunehmen. Die heutigen Magnetophone eignen sich gut hierfür. In besonderen Fällen ist es sogar während der Behandlung angebracht, eine Aufnahme zu machen. Die Bänder ermöglichen Vergleiche, dienen zur Anspornung des Patienten, bedeuten objektive Unterlagen bei Begutachtungen, Gerichtsverhandlungen und sind beredte Demonstrationsmittel im Kolleg oder bei Vorträgen.

Diese therapeutischen Winke tragen nur allgemein informativen Charakter. Sie wollen keine feste Marschroute vorschreiben, sondern vor allem anregend wirken. Dem einsichtsvollen Behandelnden wird überlassen, die Kunstgriffe je nach dem Patienten nach Belieben zu ändern und zu erweitern.

II. THEORETISCHER TEIL

Kritisch gerichtete Beschäftigung mit der Taschenbandstimme läßt zahlreiche neuartige Fragen auftauchen, die zum Nachdenken anregen. Nähere Erörterung dieser Fragen ist auch für den Praktiker unumgänglich: er gewinnt dadurch eine tiefer fundamentierte Grundlage, die ihn befähigt, bei schwierigen oder ihm neuen Fällen nicht auf gut Glück, sondern bewußt vorzugehen. Bloße Empirie führt nämlich allmählich zu einem sterilen Schematismus, ruft Langeweile und Überdruß hervor und verläuft sich bald im Sand zum großen Nachteil des Stimmkranken.

Die Taschenbandstimme kommt durch Überspannung zustande. Das wird dadurch bewiesen, daß bei uTst die Mitarbeit der Taschenbänder aufhört, sobald Entspannung wieder hergestellt ist, und daß bei eTst eine Glottis vicaria erst durch Herbeiführung von Spannung entsteht. Die etwaige Frage, weswegen dann Taschenbandstimme nicht überall da auftritt, wo Überspannung vorherrscht, läßt sich durch eine einfache Überlegung beantworten: dieselbe Ursache ruft nicht immer dieselbe Wirkung hervor. Das ist wohl banal, gilt aber jedenfalls auch für die Stimmpathologie: Überspannung im Bereich des Stimmorgans wirkt sich nicht immer in derselben Weise aus, sondern sie kann z. B. je nachdem auch Sängerknötchen oder Muskelparesen oder schmerzhafte marginale Entzündung der Stimmlippen u. ä. verursachen.

Eine zweite, bei weitem wichtigere Frage lautet: Wie können Taschenbänder überhaupt stimmerzeugend auftreten? Réthi erteilt hierüber bereits 1933 Antwort: Er erinnert daran, daß der M. ventricularis ein Teil des M. thyreo-arytaenoideus ist und aus einer sehr schwachen Muskelfaserschicht besteht. Der M. ventricularis funktioniert wohl bei der normalen Phonation, aber nicht so, daß er die Taschenbänder aneinander nähert, denn bei der Einatmung spannt sich der freie Rand des Taschenbandes in einer beinahe geraden Linie, während er bei der Phonation einen in kaudaler Richtung offenen Bogen bildet. Nach Réthi müssen wir also nach solchen Muskeln suchen, die, den kleinen inneren Kehlkopfmuskeln fernstehend, keinen Teil an den Folgen der schweren katarrhalischen Erkrankungen des Kehlkopfes bzw. der Stimmlippen nehmen, da die bei solchen akuten Erkrankungen aus der übertriebenen und anstrengenden Tätigkeit der Stimmlippen folgende Muskelschwäche sich auf sie nicht erstreckt (S. 576). Derartige zweckmäßige Muskeln sind nach Réthi der M. stylo-pharyngeus und der M. palato-pharyngeus, deren Bündel teils eine gemeinsame Schicht bilden (das bezieht sich auf die gegen die hintere Schlundwand sich hinziehende Gruppe), teils sich nach enger Verbindung (dies bezieht sich auf denjenigen Teil des M. stylo-pharyngeus, welcher sich gegen die Epiglottis und die Arygegend bewegt) scheiden. Bei einer gleichzeitigen Kontraktion des M. stylo-pharyngeus und M. palato-pharyngeus werden sich gegen die Epiglottis und die Arygegend gerichtete Fasern des M. stylo-pharyngeus seitlich in der Richtung des Processus styloideus nach oben anspannen, aber infolge der engen Verbindung, die zwischen beiden Muskeln besteht, kann der pinzettenförmige M. palato-pharyngeus die Fasern etwas in der Richtung seiner eigenen Kontraktion, d. h. nach oben und nach der Mitte zu verschieben (S. 579).

Die Vivisektion hat Réthi die Richtigkeit seiner anatomischen Überlegungen bestätigt, aber noch kräftigere Beweise haben ihm Beobachtung und Behandlung von zahlreichen Fällen gebracht: „Bei der Untersuchung von nach meiner Methode operierten Fällen beiderseitiger Posticus-Lähmung erwies es sich, daß der M. stylopharyngeus die Aryknorpel derartig gegen die Mittellinie stößt, daß sie sich einander nähern, ihre Spitzen sich kreuzen und verbiegen. Dabei tritt eine starke Aneinanderpressung der Taschenbänder in Erscheinung. Diese Tatsache wird außerdem dadurch bekräftigt, daß im Falle einer einseitigen Unversehrtheit der Tätigkeit der Adduktoren nur der M. stylo-pharyngeus der operierten Seite hypertrophiert, nur das Taschenband dieser Seite sich gegen die Mittellinie verschiebt, dasselbe beweist der Versuch, bei dem die Verschiebung der Taschenbänder gegen die Mittellinie infolge einer Lähmung des M. stylo-pharyngeus durch ein Anästhetikum einstweilen aufhörte. Als wichtige Tatsache muß festgestellt werden, daß in diesen Fällen keinerlei Bewegungen des M. constrictor pharyngis inferior beobachtet wurde. Folglich ist es unzweifelhaft, daß nur der M. stylo-pharyngeus und, ihn unterstützend, der M. palato-pharyngeus bei der Phonation funktionieren können und die Rolle des M. constrictor pharyngis inferior sich auf die Feststellung des Kehlkopfes in seiner Lage beschränkt" (S. 586).

Réthi betont am Ende, daß die äußeren Kehlkopfmuskeln physiologisch an der Phonation keinen Anteil haben, da dies überflüssig ist. Von diesen Muskeln können nur der M. stylo-pharyngeus und sein Hilfsmuskel, der M. palato-pharyngeus, an der Phonation teilnehmen, aber auch nur unter pathologischen Umständen mit einem Ergebnis von pathologischer Phonationserscheinungsform. Daraus folgt wieder, daß es nur einen äußeren substituenten, nicht aber einen adjuvanten Phonationsmuskel gibt" (S. 589).

Réthi macht 1952 einige ergänzende Angaben: „Die Berührung der Taschenbänder ist die Folge einer Muskeltätigkeit. Das wirkende Muskelsystem besteht aus dem M. stylopharyngeus, seiner Fortsetzung, dem M. aryepiglotticus und dem M. obliquus, der eine Fortsetzung des Aryepiglotticus darstellt. Sie werden vom N. glosso-pharyngeus innerviert. Der M. stylo-pharyngeus und sein Adjuvant, der M. palatopharyngeus, bilden eine bisher nirgends erwähnte Falte, die an der lateralen-hinteren Rachenwand zur Basis des Aryknorpels verläuft. Bei der Bildung der Taschenbandstimme wird der Boden des Recessus piriformis von diesem Muskel gehoben und die Aryknorpel werden nach innen luxiert."

Unbedingt erwähnenswert in diesem Zusammenhang ist eine andere Mitteilung Réthis über das „Anatomische Spiegelbild des Mechanismus der Taschenbandstimme und die Recurrensfrage" (1934), wodurch die Richtigkeit seiner Ausführungen über das Zustandekommen der Taschenbandstimme bekräftigt wird: „Die Taschenbandstimme meldet sich am vollkommensten, wenn eine vollständige Recurrenslähmung besteht und die durch den N. recurrens versehenen Adduktoren und Abduktoren gänzlich aktionsunfähig sind. Daraus folgt selbstverständlich, daß die zur Entstehung der Taschenbandstimme nötige Bewegung des Taschenbandes nicht durch einen Muskel verursacht werden kann, der durch den N. recurrens versorgt wird" (S. 587).

Daß sich eine Taschenbandstimme bei Recurrenslähmung bilden kann, und zwar spontan, war von mir (1917, Fall 9 und 1918, Fall 5) und später (1929) von Hugo Stern festgestellt worden. Wir begnügten uns aber mit diesem bloßen Hinweis, ohne die Tragweite unserer Feststellungen in bezug auf die Unabhängigkeit der Taschenbänder vom N. recurrens einzusehen. Wieder ein Beispiel dafür, daß „ein Denker die Lösung eines Problems in der Hand hat — das Problem selbst aber nicht" (Vaihinger). Réthi steht unzweifelhaft die Priorität der Entdeckung der substituierenden Phonationsrolle des M. stylo-pharyngeus zu, denn in der von mir durchgesehenen Fachliteratur und in 24 zwischen 1866 und 1949 erschienenen anatomischen Werken fand ich auch nicht die geringste Andeutung an eine etwaige Beziehung zwischen Taschenbändern und dem M. stylo-pharyngeus bzw. palatopharyngeus.

Es entsteht nun eine dritte Frage: Warum weist eine Taschenbandstimme so auffallende Tonhöhenschwankungen auf?

Es ist schon mit dem Gehör von verschiedenen Forschern festgestellt worden, daß eine noch nicht behandelte Taschenbandstimme meistens einen ziemlich tiefen Grundton (etwa zwischen D und H, Luchsinger allerdings g^0) aufweist. Die Behandlung erweitert auffallend den Stimmumfang (Flatau [1910] von anfänglich H bis fis² und [1928] eine Duodezime, Heymann 30 Halbtöne, Panconcelli-Calzia A bis e^1, Nadoleczny H bis f^0, Ostwald E bis a^0, Döhne G bis dis^0, Luchsinger Gis–ais^0–f^1). Wichtiger als diese Feststellungen ist die Schwankungsbreite der Grundtonhöhe der Taschenbandstimme. Sie ist beträchtlich und schon mit dem

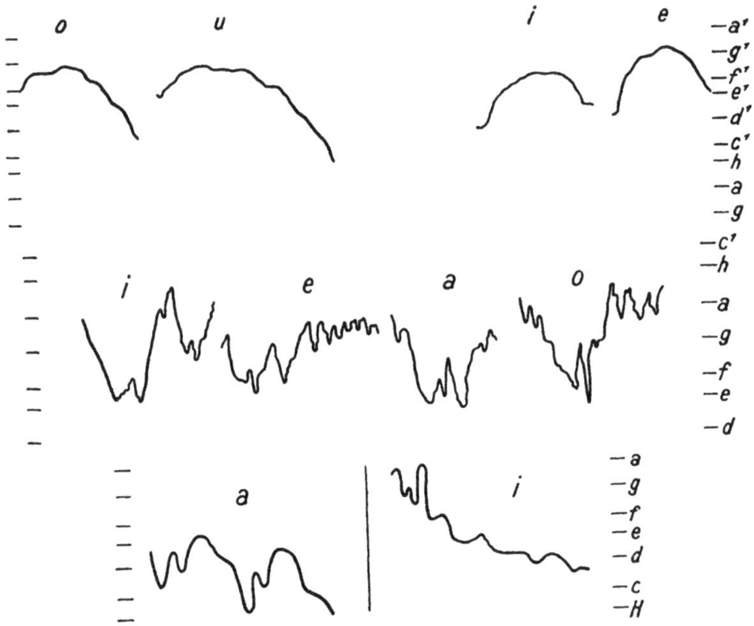

Abb. 7. Tonhöhenkurven kurz gesprochener Vokale.
Oben: gute Stimme. Mitte: echte Taschenbandstimme. Unten: unechte Taschenbandstimme. Die gute Stimme zeigt normalen, ruhigen Verlauf. Beide Taschenbandstimmen - insbesondere die echte - fallen dagegen durch starke Unregelmäßigkeit auf.

Gehör zu erkennen. Heymann sagt z. B., daß sich bei einem Fall von uTst vor der Behandlung nicht ganz kontinuierliche Übergänge in der Höhe zeigten (S. 502). Übersteigen diese Schwankungen gewisse Grenzen, dann können sie einem Unerfahrenen einen großen Stimmumfang vortäuschen. Es ist deswegen vorzuziehen, Registrierungen und Ausmessungen vorzunehmen. Heymann machte als erster später von demselben soeben erwähnten Patienten Aufnahmen mit der Frankschen Kapsel auf Vokal a und stellte folgendes fest: „Die Tonhöhe schwankt rasch, unregelmäßig und ziemlich stark zwischen etwas unter d^0 und etwas über dis^0 (142–155

Hertz) bzw. zwischen etwas unter a^0 und über ais^0 (214–235 Hertz), während der Vergleichsvokal des Normalen [?] ..... nur zwischen 137 und 145 Hertz fast ohne Unregelmäßigkeiten allmählich auf- und absteigt bzw. nur zwischen 218 und 225 Hertz schwankt, ais^0 also nicht erreicht" (S. 503). Von meinen Kymogrammen gebe

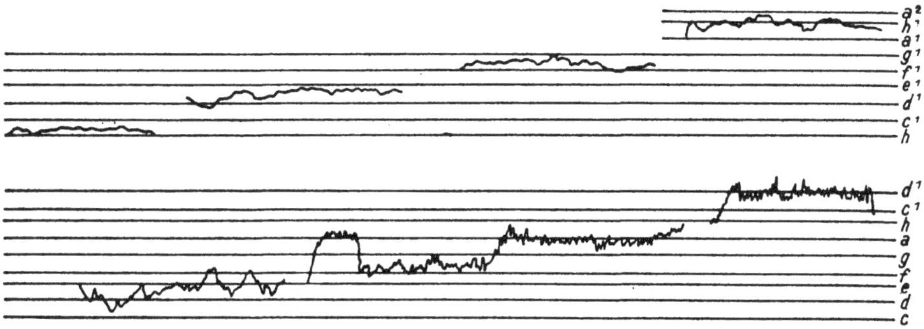

Abb. 8.

Dreiklang mit Oktave. Oben: Singstimme ($h^0-dis^1-fis^1-h^1$), die Kurven sind leicht wellig (vibrato?), jedenfalls normal. Unten: echte Taschenbandstimme ($d^0-f^0-a^0-d^1$), hier sind die Unregelmäßigkeiten und das Flattern um die Tonhöhe sehr groß. Patientin hat f^0 und a^0 legato gesungen. Der Oktavensprung ist verhältnismäßig gut gelungen.

ich einige Ausmessungen wieder, die mir besonders lehrreich erscheinen. Das Diagramm einer guten Stimme (Abb. 7 u. 8) steigt regelmäßig auf und ab, die Diagramme der Taschenbandstimme weisen dagegen keinen ruhigen, ausgeglichenen, sondern einen zacken- und schwankungsreichen Verlauf beim Sprechen und Singen auf. Indem man sich auf Réthi bezieht, lassen sich diese Eigentümlichkeiten leicht erklären: bei der Taschenbandstimme handelt es sich um eine Ersatzfunktion, die von äußeren Muskeln übernommen wird, die sonst, stimmlich betrachtet, nicht als adjuvante, sondern als substituente Muskeln auftreten. Sie werden plötzlich vor neue, bis dahin nicht ausgeübte Aufgaben gestellt, ihre Tätigkeit kann daher nicht so erfolgen wie die bei der normalen natürlichen Stimmerzeugung.

Eine andere Erklärung der Tonhöhenschwankungen der Taschenbandstimme hatte Husson die Freundlichkeit mir brieflich mitzuteilen: „Les filets musculaires grêles des bandes ventriculaires sont innervés par des rameaux nerveux issus du récurrent; ils reçoivent donc les mêmes potentiels d'action que les cordes vocales pendant la phonation ainsi que pendant les efforts de phonation faits par le sujet. Pendant la parole ordinaire, ces potentiels d'action ont une origine sous-corticale (thalamique en général), et ils sont soustraits à l'action *intégrative* des centres de l'audition. Ils ne subissent donc plus aucune contrainte neurologique de fréquence. Leur fréquence est donc très fortement *fluctuante*. Il en résulte que les filets musculaires des bandes ventriculaires subissent des variations rapides et amples de

contraction, donc de ***raideur***. Ces variations de raideur conditionnent évidemment des variations corrélatives dans l'élasticité et la dureté du ***polster*** constitué par chaque bande ventriculaire, lesquelles font varier corrélativement la hauteur des sons ainsi produits. Dans la voix des bandes ventriculaires, le rhythme des potentiels d'action récurrentiels ***n'impose plus la fréquence***, car ici l'effectueur ne possède plus une structure anatomique fine le permettant. Mais le rhythme récurrentiel fixe encore le degré de contraction musculaire, dont dépend ***secondairement*** la fréquence de la voix ventriculaire. Celle-ci n'a plus une fréquence ***identique*** à celle des influx récurrentiels, mais en général ***beaucoup plus graves***. Mais les variations de la seconde font varier l'autre dans le même sens." Husson stimmt also keineswegs Réthi bei in bezug auf die Unabhängigkeit der Taschenbänder von dem N. recurrens. Auch Némai nahm in dieser Beziehung bereits 1933 gegen Réthi Stellung. Andererseits aber lassen sich die operativen Erfolge Réthis nicht in Abrede stellen.

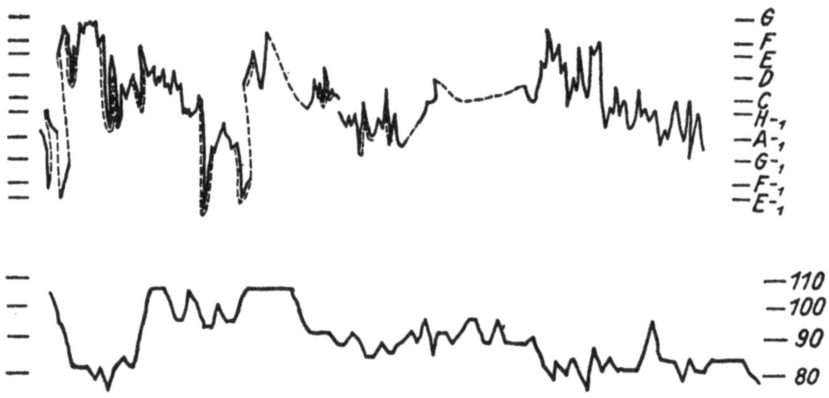

Abb. 9.

Oben: tiefster Ton bei einem Fall von Recurrenslähmung. Unten: Verhalten der Tonhöhe bei einer mit den aryepiglottischen Falten gebildeten Stimme (Vokal a, zwischen E und Gis). Starke Unregelmäßigkeiten des Tonhöhenverlaufs sind typisch für pathologische Stimmechanismen.

Nach diesen Feststellungen ist die vierte Frage, weshalb die Taschenbandstimme — einerlei welcher Art — schon beim Hören nicht immer einen spezifischen Klang aufweist, daher auch objektiv kein einheitliches typisches Klangbild zeigt, nicht schwer zu beantworten.

Die Taschenbänder sind nicht imstande, regelmäßig zu schwingen. Oberflächlich betrachtet rufen sie wohl meistens einen ziemlich tief-knarrenden Klang hervor, in anderen Fällen aber lassen sie — wie bereits S. 9 bemerkt — ebenso gut eine Stimme erklingen, die je nachdem (Bau und Gestalt der Resonanzräume, Grad der herrschenden Überspannung usw.) sich verhaucht, stark heiser, hoch-dünn u. ä. anhört. Es kommt weiter darauf an, ob die eine Taschenbandstimme begleitenden

Geräusche in mehr oder weniger großer Anzahl sind und hervortreten. In diesen Variationsmöglichkeiten ist die Ursache dafür zu suchen, weswegen das objektive Klangbild (Spektrum) sogar einer und derselben Taschenbandstimme keineswegs beständig ist. Das ist verständlich, denn der Patient ist eben nicht einmal imstande, einen vorgeschriebenen Ton genau zu treffen, sondern erzeugt nur etwas, was sich in einer mehr oder weniger nachbarlichen Nähe des verlangten Tons bewegt. Klanganalysen einer uTst hat Heymann als erster vorgenommen (1931): „Die Periodenform verändert sich — und zwar nur z. T. abhängig vom Tonhöhenwechsel — fortwährend im Sinne einer starken Schwankung der Obertöne, wobei das Periodenbild des Vokals im großen und ganzen allerdings erhalten bleibt. Aber in ungeordneter Abwechslung mit typischen Periodenformen, wie man sie vom normalen [?] a kennt, treten andere, sich ebenfalls wiederholende Formen auf, die den Eindruck machen, als wären ihre Obertöne gedämpft. Die Formunterschiede sind ähnlich wie bei den Klangbildern der Brust- und Fistelstimme (für den gleichen Ton), wie Nadoleczny ...... dargestellt hat. Ähnliche Erscheinungen kommen aber auch zuweilen in geringerer Ausprägung bei etwas belegten Stimmen Normaler vor. Die eingehenden Untersuchungen sind noch nicht abgeschlossen. Fourieranalysen stetig wiederkehrender a-Vokalperioden scheinen zu ergeben, daß hier tatsächlich die höheren Teiltöne ab 1500 Hertz — also oberhalb der Formantenregion — schwächer sind als beim Normalen" (S. 504).

Berger (1937) hat Klanganalysen der Ructusstimme vorgenommen, nebenbei aber andere pathologische Stimmklänge untersucht: „Ähnlich [d. h. wie bei Recurrenslähmung] pflegen die Kurven bei Taschenbandstimme und oft auch bei Kehlkopfpolypen auszufallen" (S. 22).

Aus meinen spektrometrischen Untersuchungen schließe ich, daß pathologische Stimmechanismen klanglich nicht in zuverlässiger Weise zu analysieren sind, weil ihnen eine beständige Basis in bezug auf Grundtonhöhe fehlt. Schon die Deutung der Spektra eines und desselben pathologischen Stimmklangs ist aus eben diesen Gründen fraglich, aber noch fraglicher wird sie, wenn Spektren von verschiedenen derartigen Klängen untereinander verglichen werden sollen, denn praktisch erzeugen zwei Patienten kaum dieselbe Grundtonhöhe. Die Schwierigkeiten nehmen aber erheblich zu, wenn man die Spektra von pathologischen Stimmen mit denen von gesunden Stimmen vergleichen will, denn eine Übereinstimmung der Grundtonhöhe kann nur zufällig erfolgen. Die Ergebnisse einiger meiner zahlreichen Spektra stelle ich nachstehend dar (Abb. 10).

Vergleich zwischen zwei pathologischen Stimmen. — Ein gleich ins Auge springender Unterschied ist nicht vorhanden, es sind nur nichtssagende Ab-

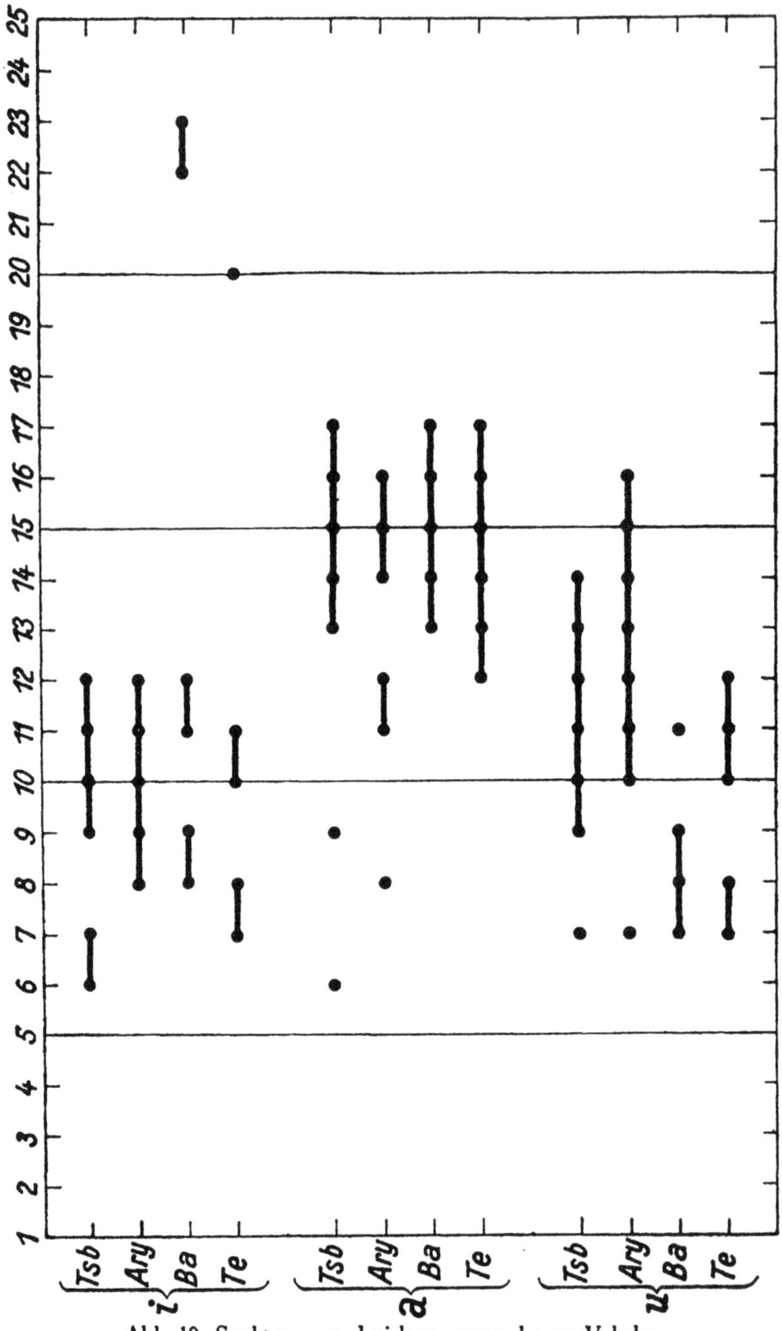

Abb. 10. Spektren von drei lang gesprochenen Vokalen.
Ordinatenachse: ein Vokal mit den entsprechenden Stimmen (Tsb = Taschenbandstimme, Ary = Stimme mit der aryepiglottischen Falte, Ba = normaler Bariton, Te = normaler Tenor. Abszissenachse: Anordnung der Filter im Frequenzbereich 36 bis 18000 Hz des Tonfrequenz-Spektrometers von Siemens.

weichungen. So erreicht z. B. bei i und a die aryepiglottische Faltenstimme nicht denselben tiefen Bereich (6) wie die Taschenbandstimme, was aber bei u geschieht.

Vergleich zwischen pathologischen Stimmen und gesunden Stimmen. — Enttäuschung bemächtigt sich desjenigen, der auf eklatante Unterschiede hoffte. Wohl zeichnen sich beide gesunden Stimmen durch Hervortreten des 22. und 23. bzw. 20. Bereiches bei i aus, sonst aber bewegen sich gesunde Stimmen ebenso gut wie die kranken von etwa dem 7. bis zum 12. Bereich. Nur bei a weisen die gesunden Stimmen ziemlich hohe Bereiche (12. bis 17.) im Gegensatz zu den kranken Stimmen auf. Bei u fällt auf, daß die kranken Stimmen bedeutend höhere Bereiche zeigen als die gesunden (9. bis 14. im Gegensatz zum 10. bis 12.); der 12., 13., 14. bzw. 13., 14. Bereich sind nur angedeutet. Ob dieser Reichtum der pathologischen Stimmen an höheren Bereichen auf die deutlich hörbaren begleitenden Geräusche zurückzuführen ist, läßt sich nicht sicher entscheiden.

Diese Ergebnisse sind kaum befriedigend, sie zeigen aber jedenfalls, wie verwickelt die Lösung einer zuverlässigen Analyse der Klangfarbe nicht allein der Taschenbandstimme, sondern auch anderer pathologischer Stimmarten ist, und wie viele Fragen — nicht zuletzt die rein untersuchungstechnischen — einer näheren Erörterung harren.

Die fünfte Frage betrifft den Schwingungsmodus der Taschenbänder. Der Befund der bisherigen stroboskopischen Untersuchungen variiert sehr: gegenschlagend verhielten sich die Taschenbänder in den Fällen von Nadoleczny (1934, Mischfall), Ostwald (uTst, 2. Fall), Luchsinger (uTst), durchschlagend in den Fällen von Panconcelli-Calzia (uTst), Heymann (uTst), Ostwald (uTst, 1. Fall), Döhne (uTst).

Schon nach dem eben über die Innervation und die Schwankungen der Tonhöhe Gesagten läßt sich die Verschiedenheit der Befunde zum großen Teil erklären. Leider wurden bis heute nur Fälle von uTst stroboskopiert, es bleibt daher die Frage offen, ob der Schwingungsmodus bei der eTst vielleicht nicht einheitlicher ausfiele. Dem Forscher bleibt auch in dieser Hinsicht ein weites, gleichzeitig aber schon untersuchungstechnisch sehr holperiges Arbeitsfeld offen!

Mit den vorangehenden Fragen ist die sechste und letzte verknüpft: Gibt es ein für die Taschenbandstimme typisches Verhalten der Atmung?

Bei einem Fall von uTst hat Heymann am Kymographion normale [?] Atembewegungen registriert, aus denen er schließt, daß uTst „in keiner Weise durch übermäßigen Atemdruck erzeugt wird“ (S. 503). Ich selbst bin bei einem Fall auch von uTst zu folgendem Ergebnis gekommen: in der Ruheatmung herrschte Bauchtypus vor, in der tiefen und Sprechatmung zeigte sich dagegen ausgesprochene Zunahme des Brusttypus und kein Asynchronismus. Positiv sagen beide Pneumogramme recht wenig, es fehlt nämlich die Registrierung der Atembewegungen vor dem Auftreten der Taschenbandstimme und am Anfang der Behandlung, ein Vergleich ist daher nicht möglich. Untersuchungen über das Atemvolumen und den Durchschnittsluftverbrauch fehlen ganz. Erschwerend dabei ist der Umstand, daß auch hier eine Registrierung ceteris paribus praktisch so gut wie ausgeschlossen ist. Die Ergebnisse lassen sich daher nicht mit Sicherheit vergleichen.

* * *

Ein geistreicher Autor, dessen Name mir leider entfallen ist, hat vor kurzem die heutigen Menschen treffend gekennzeichnet: sie bilden eine Generation ohne Nabelschnur! Er meint damit, daß sie keine geistige Verbindung mehr mit vergangenen Zeiten haben, folglich geschichtlich uninteressiert sind.

Ich teile seine Auffassung und zähle mich zu der nichtzeitgemäßen Generation mit Nabelschnur. Daher folgende Schlußworte: Hat man die Taschenbandstimme praktisch und theoretisch betrachtet, so entstehen m. E. von selbst zwei Fragen: Wann hat man angefangen, die Tätigkeit der Taschenbänder zu erforschen? und: Wie haben sich die diesbezüglichen Bemühungen im Lauf der Jahrhunderte entwickelt?

Infolge meines Hanges zur Historie konnte ich dem Drang nicht widerstehen, diese Fragen, wenn auch nur versuchsweise, zu erhellen, zumal es mir scheinen will, daß derartige Betrachtungen neben fachgeschichtlichem auch allgemeinen Wert haben: sie bestätigen immer wieder das Motiv der Kontinuität in der Entwicklung der menschlichen Bestrebungen nach Erkenntnis.

III. DIE LEHRE VON DER TASCHENBANDSTIMME IN IHRER GESCHICHTLICHEN ENTWICKLUNG

ERSTER ABSCHNITT

Von Hippokrates (um 430 v. Chr.) bis Morgagni (1714)

UNKENNTNIS DER TASCHENBÄNDER

Es ist nicht ausgeschlossen, daß bereits vor Hippokrates die Taschenbänder bzw. die Taschenbandstimme bekannt waren. Die altindischen Phonetiker z. B. hatten erstaunlich gute Kenntnisse über die Stimmerzeugung. U. a. wußten sie schon im VIII. Jh. v. Chr., daß beim Schließen der „Kehlritze" der Wind zu Ton wird (Saunaka). Wegen Mangels an Belegen mußte ich mich auf Stoff aus unserem engeren Kulturkreis beschränken.

Hippokrates (etwa 430 v. Chr.) sagt, daß wir „die Stimme mit Hilfe der Lunge bilden, weil diese leer ist und eine Röhre darauf sitzt ... Die Röhre der Lunge ist mit einem Deckel [Kehldeckel, Epiglottis] versehen, der die Form eines Epheublattes hat, so daß beim Schlucken das, was die Richtung in die Lunge einschlagen wollte, nicht durchgehen kann." Hippokrates hat also den Kehlkopf nicht richtig erkannt.

Auch *Aristoteles* (um 350 v. Chr.) hat keine realgültige Vorstellung des Kehlkopfes. Er sagt nämlich: „Der sogenannte Kehlkopf und die Luftröhre bestehen aus einem knorpeligen Körper." Daß beide Forscher weder die Stimmlippen noch die Taschenbänder erwähnen, ist daher kein Wunder.

Galen (um 160 n. Chr.) — und nicht Morgagni, wie heute noch behauptet wird — hat die Ventrikel entdeckt, die wahre Natur der Stimmlippen und der Taschenbänder blieb ihm aber verschlossen. Das läßt sich leicht erklären: in Altgriechenland war der Aulos das verbreitetste Holzblasinstrument. Seine innere Luft wurde wie bei manchen heutigen Musikinstrumenten (Schalmei, Oboe, Englischhorn, Fagott usw.) durch ein Mundstück zum Tönen gebracht, das aus zwei schwingenden, auf ein Metallröhrchen aufgebundenen Lamellen besteht. Dieses doppelte Rohrblatt, also das Mundstück des Aulos, hieß im Altgriechischen γλωττις oder γλωσσις (Diminutiv von γλωττα oder γλωσσα = Zunge), d. h. Zünglein. Bedenken wir, daß man in der Antike das menschliche Stimmorgan nur an der Leiche, also im starren Zustand, kannte, so werden wir einsehen, daß es sehr nahe lag, die Stimmlippen den Lamellen des Züngleins des Aulos gleichzustellen (Abb. 11) und mit γλωττις den ganzen inneren Raum des Kehlkopfes zu bezeichnen, und nicht etwa

— wie wir es heute tun — die von den Stimmlippen begrenzte Spalte. Galen äußert sich wie folgt: „Im Inneren des Kehlkopfes befindet sich ein Körper, der in Stoff und Gestalt keinesgleichen bei Menschen und Tieren findet; er sieht dem Mundstück einer Schalmei (αυλου γλωττη) ähnlich, besonders wenn man das untere Ende, d. h. den Teil nach der Verbindung zwischen Kehlkopf und Luftröhre [also: die Stimmlippen], und das obere Ende, d. h. den Teil an der Mündung des Kehlkopfes, wo sich Aryknorpel und Schildknorpel verbinden [also: die Taschenbänder] betrachtet." Dann sagt er über die Ventrikel: „Es ist kein unvorsichtiges Vorgehen seitens der Natur, die auf jeder Seite des Züngleins (γλωττις, lingula) ein Loch gebohrt und den inneren Teil jedes Loches mit einem ziemlich großen Ventrikel versehen hat." Irregeführt durch den Vergleich mit dem Mundstück der Schalmei, übersah Galen Natur und Aufgabe der Stimmlippen und der Taschenbänder, faßte sie vielmehr so auf, als ob sie samt den Ventrikeln einen in den Kehlkopf eingesetzten Körper bildeten. Galens Standpunkt wirkte sich auf Jahrhunderte hinaus nachteilig aus.

Die Anatomen des Mittelalters (u. a. *Oribasius, Mondino de Liuzzi, Peyligk, Hundt, Benedetti, Berengario,* die *Araber* usw.) bieten in bezug auf Stimme nur verderbte galenische Lehren. Vergebens suchen wir bei ihnen nach den Taschenbändern, denn sie erwähnen nicht einmal die Ventrikel.

Rund 1300 Jahre nach Galen finden wir erstmalig wieder einen Hinweis auf die Ventrikel, und zwar in *Leonardos* Quaderni d'Anatomia (etwa 1510): „Sie verleihen der Stimme Resonanz und rufen Heiserkeit hervor, wenn sie voll Schleim sind." Den wahren Sachverhalt betreffs der Stimmlippen und der Taschenbänder, die doch die untere und die obere Grenze der Ventrikel bilden, übersah Leonardo (vgl. Abb. 12).

Als erster weist *Vesal* (1543) auf die Stimmlippen hin, ohne sie als solche zu benennen. Er spricht nur von einer rechten und linken fetten Membran: „Γλωττις heißt die Ritze, die von dem Fortsatz der Aryknorpel vermittelst einer fetten Membran im Innern des Kehlkopfes gebildet wird; sie ist die vornehmliche Erzeugerin der Stimme." Nebenbei bemerkt, bekommt also durch Vesal das Wort γλωττις eine andere Bedeutung als in der Antike und bezeichnet — wie heute noch — die Stimmritze, rima glottidis. Es ist wohl ein Fortschritt, aber nur betreffs der Stimmlippen, denn Vesal äußert sich eigenartigerweise noch nicht einmal über die Ventrikel, obwohl er Galen gründlich kannte, er erwähnt daher auch nicht die Taschenbänder (Abb. 13).

Fabricius (1600) geht auf die Stimmlippen näher ein als Vesal: „Die Glottis hat eine verschiedenartige Substanz, und zwar Muskel, Knorpel und Membran. Bei

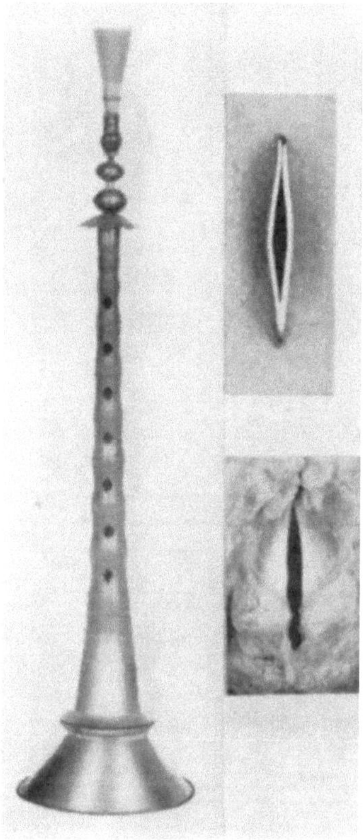

Abb. 11.

Senkrecht eine Schalmei (αυλος). Oben rechts die beiden Lamellen ihres Mundstücks von oben gesehen. Darunter das Foto der Glottis einer menschlichen Leiche, die dem Mundstück der Schalmei unzweideutig ähnlich aussieht. Die verkehrte Auffassung des Stimmorgans in der Antike ist daher leicht zu erklären.

Tieren, die auf der Erde leben, besteht die Glottis aus einem Teil des Aryknorpels und aus Muskel, beide von einer Membran umhüllt." Vergebens suchen wir bei Fabricius Sonderbezeichnungen für die Stimmlippen; es ist trotzdem unzweifelhaft, daß er mit γλωττις die Stimmlippen meint, denn er beschreibt sie durchaus

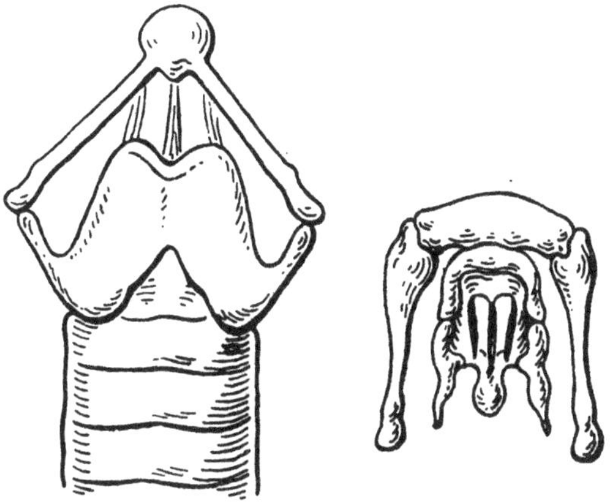

Abb. 12.
Leonardo da Vinci (etwa 1510) verdanken wir die allererste — obwohl nicht richtige und nur schematische — Zeichnung des Kehlkopfes. Links: Die unteren Striche lassen an die Luftröhre denken, der Ringknorpel fehlt, der Schildknorpel weist keine unteren Hörner auf. Die Incisura inferior ist angedeutet, die Incisura superior ist besser gezeichnet. Die großen Hörner des Schildknorpels sind gut sichtbar, auf sie stützt sich das schematisch und nicht gebogen, sondern stark winklig gezeichnete Zungenbein, das nur aus den großen Hörnern besteht. Zwischen der unteren Linie des Zungenbeins und der oberen des Schildknorpels deutet Leonardo Stimmlippen und Taschenbänder schematisch an. Vom anatomischen Standpunkt aus ist die Perspektive falsch.
Rechts: Leonardo gewährt hier einen Einblick in das Innere des Kehlkopfes von oben her. Zungenbein — obwohl ohne die kleinen Hörner — und der Aditus sind deutlich, Stimmlippen und Taschenbänder sind dagegen nur mit Mühe wiederzuerkennen. (Näheres in meinem Werk „L. als Phonetiker", Hamburg, 1943, S. 131 ff).

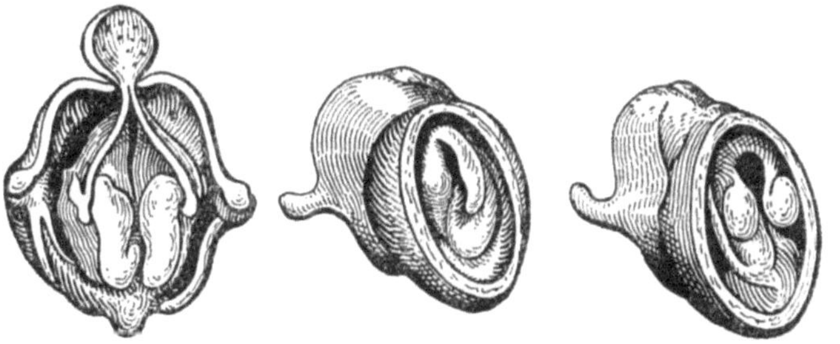

Abb. 13.
Vesal (1543) will mit diesen drei Zeichnungen die Stimmritze darstellen! Es soll das erste Bild links die Stimmritze, das mittlere den unteren Teil, das letzte rechts die geschlossene Phase der Stimmritze zeigen. Nur mit Mühe sieht man eine Andeutung an Stimmlippen und Taschenbänder. Diese Zeichnungen sind roh und stehen in keinem Einklang mit den sonstigen von Vesal.

zutreffend und — was noch wichtiger ist — betont, daß sie beweglich sind. Galen hatte die Ventrikel nur beim Schwein festgestellt. Fabricius geht weiter als Galen, denn er erwähnt ihr Vorhandensein bei allen Tieren. Auch der Mensch habe sie, sagt er, aber nicht so umfangreich. Ebenso wie seine Vorgänger übersieht Fabricius die Taschenbänder, obwohl er sie oft abgebildet hat (Abb. 14).

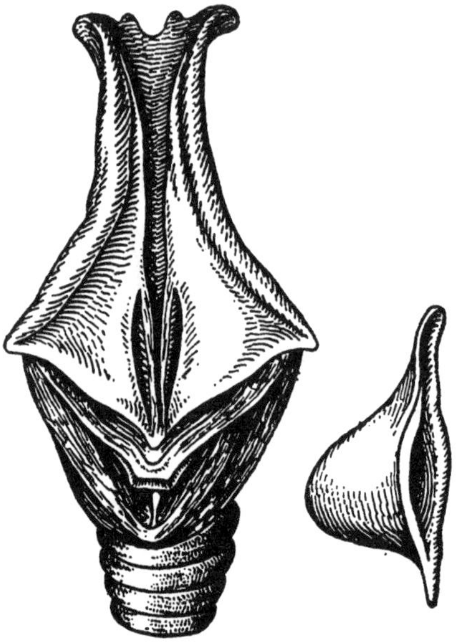

Abb. 14.
Fabricius (1600) veröffentlicht als erster zahlreiche Abbildungen der Taschenbänder des Menschen und verschiedener Tiere. Großes Bild: Kehlkopf eines Schweins, tt = echte Stimmlippen, rr = Taschenbänder. Er hat sich auch der Mühe unterzogen, den Ventrikel mit Stimmlippe und Taschenband herauszupräparieren: kleines Bild rechts „membrana ventriculos intus investiens".

Casserio (1601) schließt sich seinem Lehrer Fabricius an und wirft Vesal vor, die Ventrikel nicht erwähnt zu haben. Über die Taschenbänder schweigt er sich aus.

Morgagni (1714) verdient hier Berücksichtigung, insofern er ausdrücklich sagt, daß die Ventrikel von Galen entdeckt wurden (Galenus has cavitates princeps invenit et ventriculos appellavit). Diese Äußerung, die übrigens rund 100 Jahre vor Morgagni von Fabricius und Casserio gemacht worden war, brachte ihm trotzdem den Ruhm ein, daß er der Entdecker der Ventrikel sei. Ohne Zweifel hat Morgagni die Taschenbänder nicht erwähnt.

ZWEITER ABSCHNITT

Von Lancisi (1714) bis Bisozzi (1838)

DIE TASCHENBÄNDER ALS ETWAIGE ERZEUGER DER NORMALEN STIMME

Lancisi (1714) hat sich großes Verdienst dadurch erworben, daß er die von Eustacchio bereits 1552 angefertigten, aber nicht weiter veröffentlichten Tabulae anatomicae drucken ließ und so, wie er selbst sagt, e tenebris tandem vindicavit. Er gab jeder Tafel einen Kommentar bei, da Eustacchios Text verlorengegangen war. Der Text zu Tafel XLII bietet eine bemerkenswerte Äußerung über die Taschenbänder und ihre Beteiligung an der Stimmerzeugung. Lancisi sagt u. a.: „Die MM. thyreo-arytaenoidei sind nicht dazu bestimmt, den Schildknorpel zu bewegen, sondern die sich unter ihnen befindenden Ventrikel nach Belieben und sanft zu erschüttern. Wer einen Kehlkopf nimmt und den Schildknorpel sorgfältig untersucht, indem er ihn von dem darunter liegenden Muskel trennt, wird deutlich sehen, daß die MM. thyreo-arytaenoidei fester an der Membran, die den Kamm des Ventrikels

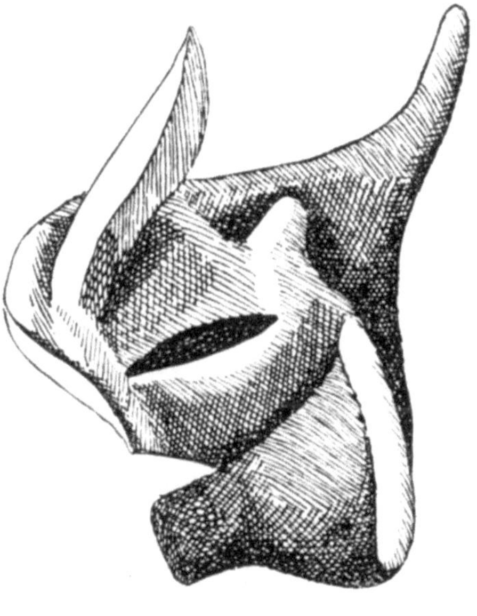

Abb. 15.

Eustacchio ließ 1552 seine Tabulae anatomicae von Giulio de Musi stechen. Durch Alter und Krankheit kam er aber nicht dazu, sie zu veröffentlichen. Erst 1714 (oder 1713?) gab Lancisi sie zum Druck. Tafel 42, Abb. XI, enthält die erste klare, heute noch befriedigende Darstellung des senkrechten Durchschnitts eines menschlichen Kehlkopfes: Stimmlippe, Ventrikel und Taschenband sind gut zu sehen.

umgibt, haften als an dem darauf liegenden Knorpel; folglich erfährt dieser keine nach innen gerichtete Bewegung durch diese unter ihm liegenden Muskeln." Es will daher Lancisi scheinen, als ob beinahe die ganze Tätigkeit der MM. thyreo-arytaenoidei darin bestehe, die Wände der Ventrikel kräftig nach innen zu drücken, damit die darin enthaltene Luft je nach der Größe des Stoßes, durch den sie getrieben wird, bald schneller bald langsamer gegen die Stimmritze und den Kehldeckel gedrängt werde und so Wirbel bilde, wenn die Stimmritze selbst kraft der MM. arytaenoidei sich mehr als üblich verenge. Es sei daher begreiflich, daß hierdurch die Stimme abwechselnd höher oder tiefer, schwächer oder kräftiger klinge. An dieser Stelle ist es gleichgültig, ob Lancisis Standpunkt mit unserem heutigen übereinstimmt, bei weitem wichtiger ist folgendes: m. W. hat Lancisi als erster die Wirkung des M. thyreo-arytaenoideus beschrieben. Er spricht wohl nur von den Ventrikeln, darunter sind aber auch die Taschenbänder zu verstehen. Er erwähnt nämlich die membrana, quae ventriculi dorsum ambit, die eben nichts anders sein kann als das Taschenband. Das wird man um so leichter einsehen, wenn man bedenkt, daß „dorsum" nicht allein „Rücken", sondern auch „Kamm" bedeutet (Abb. 15).

Santorini (1724) äußert sich näher als Lancisi über die Tätigkeit des M. thyreo-arytaenoideus. Nach ihm besteht dieser Muskel meist nur aus zwei Teilen, manchmal aber auch aus einem dritten (M. thyreo-arytaenoideus minor sive superior). Wirkt dieser allein, so zieht er den unteren Teil der Aryknorpel vorwärts und bewegt dadurch ihren oberen Teil rückwärts. Folglich werden die Stimmlippen erschlafft, die Taschenbänder dagegen gespannt. Letztere können sich daher je nachdem an der Stimmerzeugung beteiligen. Auch bei Santorini finden wir nicht den Terminus „Taschenbänder", ohne Zweifel kennt er sie aber, zumal er sie zeichnerisch richtig dargestellt hat (Abb. 16).

Erst mit *Runge* (1753) hört jede Unklarheit auf, denn er nennt die Taschenbänder ligamenta superiora, dagegen die Stimmlippen ligamenta inferiora. Nach ihm erzeugen die Taschenbänder die tiefen, die Stimmlippen die hohen Töne. Beide sind in ihrer Tätigkeit voneinander unabhängig: bei den tiefen Tönen sind die Taschenbänder gespannt und die Stimmlippen schlaff, bei den hohen Tönen spielt sich das Gegenteil ab. Die Spannung der Taschenbänder geschieht durch Senkung des Kehlkopfes (MM. sternohyoidei, coracohyoidei et sternothyreoidei), durch Vor- und Abwärtsneigung des Schildknorpels (MM. sterno-thyreoidei et crico-thyreoidei) und endlich durch Zurückziehen der Aryknorpel (M. thyreo-arytaenoideus). Die Spannung der Stimmlippen erfolgt durch die MM. thyreo-arytaenoidei, und zwar durch die Fasern, die an dem oberen und längeren Teil des Aryknorpels angeheftet sind

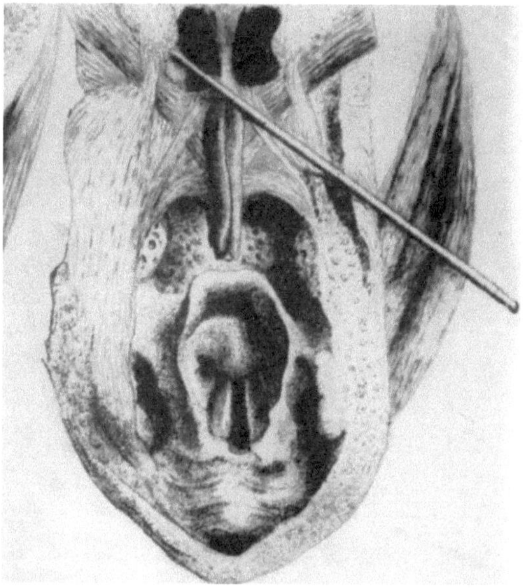

Abb. 16.

Santorini (1775) verdanken wir die erste gesamte Darstellung des Aditus und der Taschenbänder, der heute noch uneingeschränkte Anerkennung gebührt (Taf. 6, II).

und gleichzeitig die Taschenbänder entspannen. Vgl. Ostwalds (S. 20) zweiten Mischfall und Grammont S. 43.

Caldani (1778) sagt wie Runge, daß die Stimmlippen die hohen und die Taschenbänder die tiefen Töne erzeugen. Er erklärt aber den Vorgang anders als Runge: das dickere Bündel des sogenannten M. thyreo-arytaenoideus bewegt den oberen Teil der Aryknorpel vorwärts, den unteren rückwärts, infolgedessen werden die Taschenbänder schlaff, die Stimmlippen dagegen gespannt. Das dünnere Bündel, der M. thyreo-arytaenoideus minor, bewegt den unteren Teil der Aryknorpel vorwärts, den oberen rückwärts, folglich werden die Stimmlippen schlaff und die Taschenbänder gespannt.

Auch nach *Ballanti* (1783) erzeugen die Stimmlippen die hohen, die Taschenbänder die tiefen Töne.

Mayer (1816) ist entgegengesetzter Meinung, wenigstens was die sogenannten Register anbelangt: die Stimmlippen erzeugen die Bruststimme, also die tiefen Töne, die oberen die Fistelstimme, also die hohen Töne.

Savart (1825) vergleicht den Kehlkopf (Abb. 17) mit der Lockpfeife der Vogelfänger; infolgedessen sind die Ritze zwischen den Stimmlippen und die zwischen den Taschenbändern deren beide Öffnungen. Die durch die schwingenden Stimmlippen gehende Luft reibt sich gegen den Rand der Taschenbänder, die sich also

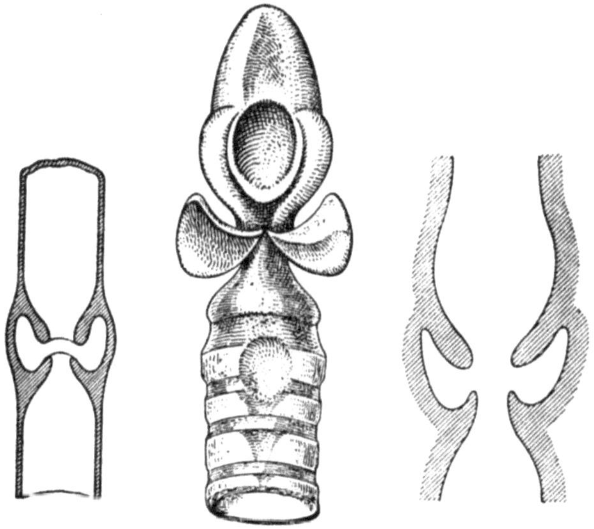

Abb. 17.

Savart (1826) ist der erste, der Abgüsse vom Inneren des Kehlkopfes anfertigte und so eine plastische Darstellung der Taschenbänder und der Ventrikel nebst Stimmlippen erzielte. Danach fertigte er schematische Zeichnungen zur Bekräftigung seiner „Lockpfeife"-Theorie.

wie eine Labialpfeife verhalten. Diese grundfalsche Auffassung wurde bereits 1846 von Liskovius und später (1877) von Gavarret entschieden abgelehnt; beide sagen, die Ritze zwischen den Taschenbändern sei stets beträchtlich größer als die Stimmritze.

Cagniard de la Tour (1836) geht am radikalsten vor: die Taschenbänder sind die eigentlichen Erzeuger der Stimme. Zu diesem Schluß kam er durch Versuche an einem künstlichen Kehlkopf aus Gummi. Ein Jahr später (1837) änderte er seinen Standpunkt dahin ab, daß die Stimmlippen wohl einen Ton erzeugen, aber die Taschenbänder auf die Klangfarbe derselben Töne der Stimme (?) entscheidend und verschiedenartig wirken. Hierauf machte er Versuche mit einer Sirène-fronde und kam zu dem Schluß (auch 1837), daß die Bruststimme entsteht, wenn die Taschenbänder und die Stimmlippen gleichzeitig schwingen, die Kopfstimme dagegen, wenn vorwiegend die Taschenbänder schwingen. Mit derselben Sirene stellte Cagniard (1839) fest, daß die Taschenbänder dieselbe Wirkung bei der Erzeugung der Stimme ausüben wie die an der Sirene angebrachten Membranen. Endlich fragte sich Cagniard (1840), wie es möglich sei, daß die Stimme tief und gleichzeitig stark sein könne. Er nahm daher an, daß sich die Taschenbänder und gleichzeitig die Stimmlippen als Zungen auswirken, indem die Ventrikel den Tonschwingungen explosiven Charakter verleihen.

Bisozzi (1838) vergleicht das Stimmorgan mit den Labialpfeifen. Reibt sich die Luft an den Taschenbändern und gleichzeitig an den Stimmlippen, so entsteht Bruststimme, erfolgt die Luftreibung nur an den Taschenbändern, so entsteht Fistelstimme, da die Öffnung der Stimmlippen sehr weit, die der Taschenbänder dagegen gering ist.

DRITTER ABSCHNITT

Von Malgaigne (1831) bis Harleß (1852)

EXPERIMENTELLE ERFORSCHUNG DER TASCHENBÄNDER DURCH VIVISEKTION UND AN LEICHEN

TASCHENBÄNDER KEINE ERZEUGER DER NORMALEN STIMME

Malgaigne (1831) stellte bei der Vivisektion von Hunden fest, daß die Stimme bestehen bleibt, auch wenn man die Taschenbänder trennt oder abträgt. Er schließt daraus, daß die Taschenbänder für die normale Stimmerzeugung nicht in Betracht kommen.

Colombat de l'Isère (1834) hat bei manchen Sektionen Kehlköpfe ohne Ventrikel und ohne Taschenbänder gefunden, und zwar bei Menschen, die lebend eine wohlklingende Stimme hatten. Infolgedessen lehnt er eine Beteiligung der Taschenbänder an der normalen Stimmerzeugung ab.

Johannes Müller (1839) stellte Untersuchungen über die Kompensation der physischen Kräfte am menschlichen Stimmorgan zuerst an Kehlköpfen an, bei denen er die Ventrikel durchschnitten und die Stimmlippen so bloßgelegt hatte, daß er sie mit seinem Kompressorium spannen und nähern konnte. Es entstand stets eine gut vernehmbare Stimme. Mit derselben Vorrichtung nahm er weitere Versuche an Kehlköpfen vor, die noch Kehldeckel und Ventrikel hatten, mit folgendem Ziel: „Ich habe mir die Frage vorgelegt, ob die oberen Stimmbänder [d. h. die Taschenbänder], welche durch die elastische Bedeckung der Ventrikel mit den unteren Stimmbändern [d. h. den Stimmlippen] zusammenhängen, vielleicht in einem Verhältnis der Kompensation zu den unteren Stimmbändern stehen, so daß z. B. ungleiche Spannungen der oberen und unteren Stimmbänder sich kompensieren, wie man nach der Theorie erwarten muß, daß ein der Spannung der unteren Bänder entsprechender Ton durch geringere Spannung der oberen Bänder vertieft würde, und umgekehrt. Um dies zu ermitteln, habe ich an einem und demselben in seiner Befestigung bleibenden Kehlkopf den höchsten, durch das Maximum der Spannung erreichbaren Ton bestimmt, bei vorhandenen oberen Bändern und hernach noch einmal nach Wegnahme derselben und der Morgagnischen Ventrikel. Die oberen Bänder modifizierten aber merklich die Höhe des Tons nicht. Daß die oberen Bänder und die Ventrikel nicht zur Stimmbildung notwendig sind, ergibt sich schon aus ihrem Mangel bei vielen Säugetieren, namentlich bei den Wiederkäuern. Dagegen müssen sie allerdings zur Verstärkung des Klanges beitragen, und man sieht sie, ebenso wie die Wände der Morgagnischen Ventrikel, namentlich bei der Bruststimme stark mitschwingen, was aber von allen elastischen Membranen am Kehlkopf, auch vom Ligamentum crico-thyreodeum gilt. Nur wenn die oberen Stimmbänder zu sehr genähert sind, gaben sie auch eigene Töne an" (S. 30—31).

Auch *Liskovius* (1846) stellte Versuche an menschlichen Kehlköpfen an, und zwar mit einer Vorrichtung, die an die von Joh. Müller erinnert. Er kommt zu folgenden Ergebnissen: „Durch die Taschenbänder lassen sich zwar auch Töne hervorbringen bei den Versuchen am toten Kehlkopf. Denn wenn man da die Spalte der Stimmbänder, die eigentliche Stimmritze, so sehr erweitert, daß die Luft stumm hindurchströmt, und man nähert nun die Taschenbänder einander, so kann man eine Reihe von Tönen hervorbringen. Das ist aber im lebenden Menschen nicht möglich. Da kann eine solche Verengerung der oberen Ritze mit gleichzeitiger Erweiterung der unteren nicht stattfinden. Immer bleibt die obere Ritze größer als die untere, und überhaupt zu groß, um als Stimmritze dienen zu können. Manche, Santorini, Runge, Caldani, nehmen zu diesem Behufe, um den Taschenbändern auch eine Tonreihe zuzueignen, an, der M. thyreo-arytaenoideus minor, welcher, wenn er allein wirkt, den unteren Teil der Aryknorpel vorwärts zieht, bewege dadurch ihren oberen Teil rückwärts, so daß die unteren Bänder [Stimmlippen] erschlafft, die oberen gespannt werden. Da wird der Aryknorpel als ein Hebel, und zwar als ein Hebel erster Art betrachtet, so, als ob er inmitten seiner Längenachse ein Hypomochlium hätte. Das hat er aber nicht. Wäre aber auch eine Anspannung der oberen Kehlbänder mit gleichzeitiger Erschlaffung der unteren möglich, so würde das, ohne Verengerung der oberen Stimmritze und gleichzeitiger Erweiterung der unteren, immer noch nicht die obere zum Ansprechen und zugleich die untere zum Schweigen bringen, denn die obere wäre immer noch zum Ansprechen zu groß, und die untere spricht bei jeder, auch bei der möglichsten Erschlaffung der Stimmbänder, wenn sie nur nicht zu weit voneinander entfernt sind, sehr willig an. Dazu kommen noch folgende Erfahrungen an lebenden Körpern: wenn man bei Vivisektionen, z. B. an Hunden, die oberen Kehlbänder trennt oder sie wegnimmt, besteht die Stimme nichtsdestoweniger (Malgaigne, Colombat de l'Isère). So auch bei Verwundung dieser Teile. Ja, man hat manchmal bei Leichenöffnungen den Kehlkopf von Ventrikeln und von den oberen Bändern entblößt gefunden, und zwar bei Individuen, die während des Lebens eine wohlklingende Stimme hatten (Colombat de l'Isère). Diesem allen zufolge dienen die Taschenbänder nicht als selbsttönende oder tonbestimmende Körper, weder bei der Stimme überhaupt, noch bei irgendeiner Abteilung derselben insbesondere" (S. 29—30).

Harleß (1852) wiederholt Müllers ersten Versuch mit entblößten Stimmlippen, ergänzt ihn aber durch Anwendung von Wasserdampf und Stroboskopie (S. 671 bis 673). Das Entfernen der Taschenbänder bei derartigen Versuchen sei aber s. E. nachteilig, insofern dabei ein großer Teil der elastischen Fasern, die von den Stimmlippen heraufziehen, nicht geschont werden könne (S. 679). Nach ihm schwingen bei der Stimmerzeugung die Taschenbänder mit, das „sieht man teils ohne weitere Hilfsmittel, teils an den stehenden Wellen in der auf ihrer Oberfläche ausgebreiteten Wasserschicht. Eine Akkomodation ihrer Schwingungen mit denen der Stimmlippen ..... ist deswegen ganz unwahrscheinlich, weil eine Berührung derselben mit einer Nadel ganz erfolglos bleibt" (S. 684). Harleß hat nur an der Leiche gearbeitet, daher die „Wasserschicht" auf den Taschenbändern und daß sich auf ihr „stehende Wellen" bilden, auf eine Fortpflanzung der Schwingungen auf das ganze Präparat zurückzuführen ist. Jedenfalls verneint Harleß eine Teilnahme der Taschenbänder an der normalen Stimmerzeugung.

VIERTER ABSCHNITT

Von Garcia (1854) bis heute

UNTERSUCHUNG DER TASCHENBÄNDER AM LEBENDEN TASCHENBANDSTIMME NUR EIN PATHOLOGISCHER VORGANG AUFTRETEN DER THERAPIE DER TASCHENBANDSTIMME

Der Gesanglehrer *Garcia* beobachtete sich selbst (September 1854) singend mit Hilfe eines Zahnarztspiegels und sah als erster die Stimmlippen am Lebenden. Er berichtet 1855, daß die Stimmlippen die einzigen Erzeuger der Stimme sind und daß die Taschenbänder keinerlei Rolle dabei spielen (S. 220). Er bestätigte also das, was die im vorigen Abschnitt erwähnten Forscher durch Vivisektion und an Leichen festgestellt hatten.

Czermak, der Schöpfer der klinischen Laryngoskopie, kam 1858 zu demselben Ergebnis wie Garcia (1860, S. 36, und 1863): „An schwingende Teile oder stimmerzeugende Schwingungen der falschen oder Taschenbänder habe ich ... nicht

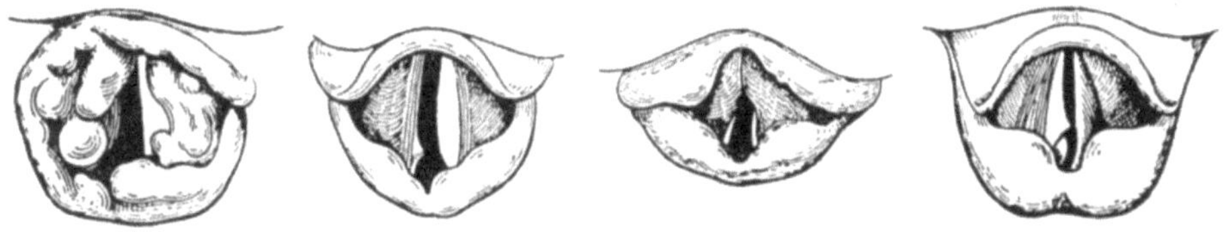

Abb. 18.

Czermak (1860) ist nicht nur der erste, der ausdrücklich gesagt hat, daß eine durch Beteiligung der Taschenbänder erzeugte Stimme ein pathologischer Vorgang ist, sondern auch der erste, der Abbildungen mit pathologischem Befund veröffentlicht hat. Von links nach rechts: Aphonie bei Lues, Heiserkeit bei Lues, Aphonie bei Schanker, Aphonie unbekannter Ursache (Abb. 15, 16, 17, 18 im Original).

entfernt gedacht" (S. 77, Fußnote). Als erster (1859) bezeichnet Czermak die Mittätigkeit der Taschenbänder bei der Stimmerzeugung als eine pathologische Erscheinung (vgl. 1863, S. 82 und 90) und beschreibt auch als erster den Klang einer uTst (1860, S. 82). Vgl. Abb. 18.

Der Siegeszug der klinischen Laryngoskopie veranlaßte mehrere Forscher, sich mit den Taschenbändern näher zu befassen. Die Literatur weist zwei sich widersprechende Richtungen auf:

1. Die eine schreibt den Taschenbändern aktive Teilnahme an der Erzeugung der normalen Stimme zu und vertritt dadurch immer noch den Standpunkt der Autoren zwischen 1714 und 1838. Die Haupterklärung hierfür ist darin zu suchen, 1. daß sich die betreffenden Forscher zu übereiligen Verallgemeinerungen

verleiten ließen und 2. daß sie die Stimme ihrer Versuchspersonen nicht mit der erforderlichen Sorgfalt und Kritik wählten oder falsch diagnostizierten. Zwei verhängnisvolle Fehler, die übrigens heute immer noch begangen werden und die Ursache der zahlreichen Unstimmigkeiten in der Fachliteratur über die Stimme überhaupt sind.

Merkel veröffentlichte 1857 seine umfangreiche „Anthropophonik". An der Leiche bei offener Glottis näherte er die Taschenbänder bis zur Berührung und blies sie an: „Die Schwingungen ... sind besonders an der hinteren Abteilung ... merklich und geben Töne, welche denen des sogenannten Räusperns ähnlich klingen" (S. 517). Merkel hat also als erster eine Taschenbandstimme an der Leiche hervorgerufen und beschrieben. Er hat übrigens über die Aufgabe der Taschenbänder bei der Stimmerzeugung eingehend nachgedacht und erwidert Harleß, nach dem die Taschenbänder ohne Einfluß auf die Stimmerzeugung sind, folgendes: „Die Taschenbänder müssen durch die Vorgänge an den Eingängen (Atrien) der Ventrikel in Mitschwingungen versetzt werden" und etwas weiter: „... müssen sie bei der Erzeugung der tiefsten Brusttöne eine nicht unwesentliche Rolle spielen, abgesehen von dem Einfluß auf den Klang der Töne überhaupt" (S. 647). Kurz nach

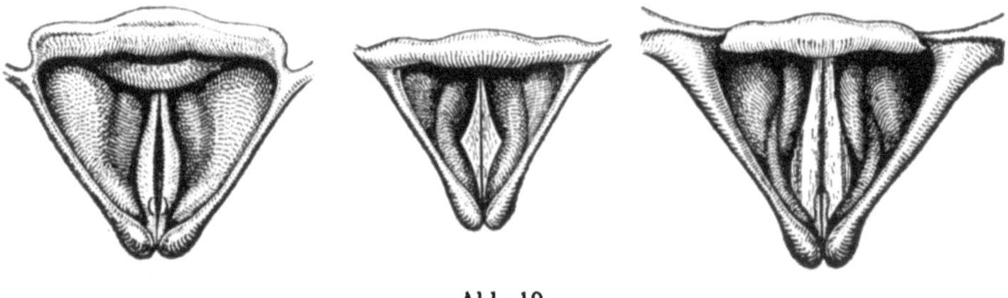

Abb. 19.

Auch Merkel (1862) zeichnet das von ihm bespiegelte Verhalten der Taschenbänder. Von links nach rechts: Stimme bei gehobenem Kehldeckel, fester Stimmeinsatz, Stimmgebung im allgemeinen (Tafel, Nr. 6, 9, 10). Die Taschenbänder fallen auf durch ihre übermäßige Beteiligung an der Stimmerzeugung sowie wegen ihrer eigenartigen eckigen Gestalt. Merkel hält beides für normal. Bild links zeigt *Réthis* „Flickfunktions"-Stellung (vgl. Abb. 6c und Abb. 24).

dem Bekanntwerden von Garcias Forschungen (1855) stellte Merkel Untersuchungen mit dem Kehlkopfspiegel an (Abb. 19). In seiner Veröffentlichung (1862) kommt er auf seine frühere Annahme der maßgebenden Rolle der Taschenbänder mit keinem Wort zurück, nur eine nebensächliche Beteiligung der Taschenbänder beim Flüstern, Legato-staccato, Jodeln und bei den Stimmeinsätzen erwähnt er. Die Beobachtungen am Lebenden hatten ihm anscheinend die Unhaltbarkeit seiner damaligen Überlegungen zum Bewußtsein gebracht. Um so mehr fällt auf, daß er in der 2. Auflage seiner „Anthropophonik" (1863) keinerlei Änderungen betreffs der Rolle der Taschenbänder bei der normalen Stimmerzeugung vorgenommen hat. Merkel ist 1862 sehr unklar, da er sich mit unzähligen Nebensächlichkeiten abgibt. Es ist endlich auffallend, daß er als Arzt nicht zu dem Schluß kommt, daß eine Taschenbandstimme ein pathologischer Vorgang sei. Er verdient aber in diesem Abschnitt erwähnt zu werden, da er sich des Spiegels bedient hat. Zu beachten sind in seinem Werk einige Angaben über französische Autoren betreffs der Tätigkeit der Taschenbänder beim Falsett. Ebenso verdient, obwohl nur nebenbei, hervorgehoben zu werden, daß Museholds Äußerung (1912), der Luftstrom sei bei der Stimmerzeugung die erzeugende Kraft und gleichzeitig das schwingende Medium, schon bei Merkel (1862, S. 104) zu belegen ist. Allerdings sagt Merkel, daß die Stimmlippen „tönend-schwingend" seien, es gebe daher zwei Töne, obwohl schon Garcia (1855) gesagt hatte, daß die Stimmlippen „an und durch sich keinen Ton geben können" (vgl. Merkel selbst, S. 103).

Der HNO-Arzt *Mandl* (1872) behauptet, daß sich die Taschenbänder bei den höchsten Tönen der Falsettstimme kräftig auf die vorderen und hinteren Enden (?) und gleichzeitig auf die Oberfläche der Stimmlippen legen. Schon Gavarret (1877) lehnt diesen Standpunkt ab.

Rousselot (1908) ließ sich bespiegeln: die Taschenbänder nähern sich für die geschlossenen und gehen auseinander für die offenen Vokale, dort sehen sie wie eine sich allmählich verlängernde Ellipse, hier wie ein Kreis aus. Indem sich die Taschenbänder nähern, ziehen sie sich gleichzeitig zusammen und runden sich ab. Zuerst fragt man sich, wie eine Bespiegelung bei i, e, u, o, ö, ü usw. möglich war. Dann sei darauf hingewiesen, daß Rousselots Stimme stark belegt, dünn-hoch und ohne Tragweite klang, es bestand bei ihm hochgradige inveterierte Phonasthenie und keine normale Stimme.

Killian (1911—1912?) soll sich nach Skramlik (S. 564/5) dahin geäußert haben, daß die Taschenbänder die Kopfstimme erzeugen, was grundfalsch ist, denn bei *guten* Stimmen bleiben die Taschenbänder in Abduktionsstellung.

Grammont, ein Philologe, sagt (1933!), daß die Stimmlippen normalerweise für die tiefen (?) Vokale, die Taschenbänder dagegen für die hohen (?) Vokale in Tätigkeit treten. Beide kommen für die Erzeugung irgendeines Tons in Betracht, wenn auch nur vorübergehend (S. 89). Vgl. S. 36 Runge.

2. Hauptkennzeichen für die zweite Richtung ist das Betonen, daß bei der normalen Stimmerzeugung den Taschenbändern eine Tätigkeit im Sinne eines Selbst- oder Mitschwingens nicht zukommt, trete sie aber auf, dann handle es sich um pathologische Vorgänge. Weitere Kennzeichen sind: 1. zum ersten Male ist von einer Therapie der Taschenbandstimme die Rede, 2. die Beschäftigung mit der feineren Struktur der Taschenbänder, 3. die Anwendung jeder Errungenschaft der

Untersuchungstechnik in dem Bestreben, Zweck und Aufgabe der Taschenbänder näher kennenzulernen.

Bereits 1893 äußerte sich der HNO-Arzt *Moritz Schmidt* folgenderweise: „Als Krankheit ist es zu bezeichnen, wenn statt der Stimm- die Taschenlippen zur Phonation benutzt werden. Die Stimme hat dann etwas sehr Rauhes, sie klingt eigentümlich brummend heiser, da die Taschenlippen natürlich nur sehr grobe Schwingungen machen können: die sogenannte Taschenlippensprache" (S. 78).

Rund 20 Forscher hatten sich bis zum Anfang der 90er Jahre des vorigen Jahrhunderts mit der Untersuchung der Bauchrednerstimme beschäftigt. Aber erst *Flatau* und *Gutzmann* sen. gelang es, 1894 durch Bespiegelung und Photographie das Verhalten der Taschenbänder bei der vox ventriloqua zu beobachten: „Ein vollkommen abweichendes Verhalten von den bei der natürlichen Stimme sichtbaren Veränderungen zeigten ... die Taschenbänder. Bei F. gingen, sowie das Anlauten in Bauchrednerstimme intendiert wurde, die Taschenbänder ganz mit den Innenrändern zusammen und lagerten sich eine Weile ganz dicht aneinander. In dem Augenblick, wo intoniert wurde, gehen sie ein wenig auseinander. Ihr Rand wulstet sich deutlich. Indessen machen sie nicht den Eindruck einer starken Pression. Durch ihre Annäherung erscheinen die vorher bei der Fistelstimme frei sichtbaren Stimmbänder um mindestens die Hälfte schmäler. Die inneren Grenzlinien der Taschenbänder bilden dabei eine Randfigur, wie bei einer beiderseits ein wenig zur Seite gezogenen, in der Mitte geteilten Fenstergardine. Genau dieselben Ver-

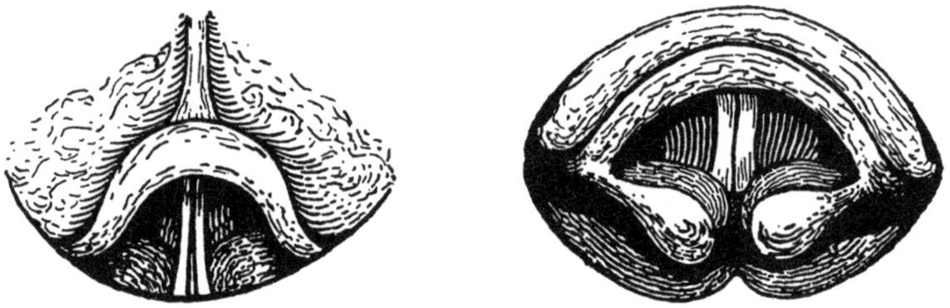

Abb. 20.

Flatau und Gutzmann sen. photographierten 1894 mit der Vorrichtung von Musehold das Verhalten der Taschenbänder bei der sogenannten Bauchstimme. Teilbild links: die Taschenbänder sind so stark adduziert, daß die Stimmlippen kaum noch zu sehen sind, weil eben die Bauchstimme durch Pressen entsteht. Teilbild rechts: bei dieser Fistelstimme sind die Taschenbänder auch ziemlich stark adduziert, aber nicht so wie bei der Bauchstimme (S. 121, Abb. 14, 15).

änderungen zeigen sich bei G., während bei P. die Taschenbänder dauernd so dicht beieinander liegen bleiben, daß in den Stimmbändern nichts wahrgenommen werden konnte" (S. 115/6). Verff. haben derartige Vorgänge nach Museholds Verfahren photographiert (Abb. 20) und erblicken „in der Ausnutzung der Taschen-

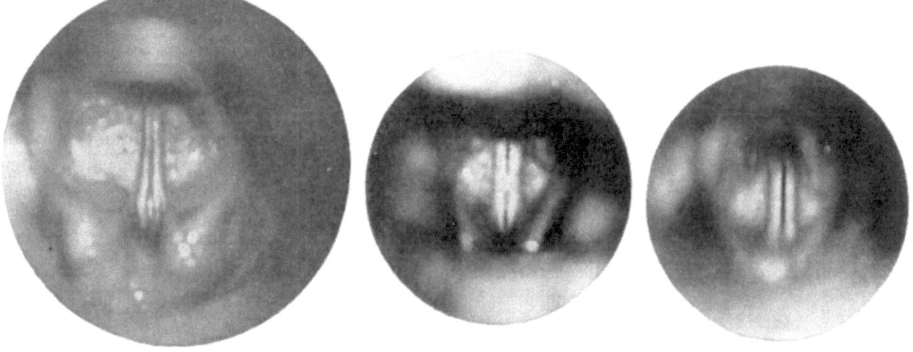

Abb. 21.

Strobophotos, gewonnen von Musehold nach eigenem Verfahren (1893). Von links nach rechts: Abb. 10, Taf. V und Abb. 14—15, Taf. VI. Es sind die ersten und bis heute an Schönheit unerreichten Photos von monobjektiv gewonnenen Stroboaufnahmen. Das pathologische Gegeneinanderpressen der Taschenbänder bei diesem fistulierenden (!) Bariton ist weder von Musehold noch von anderen Autoren richtig gedeutet worden.

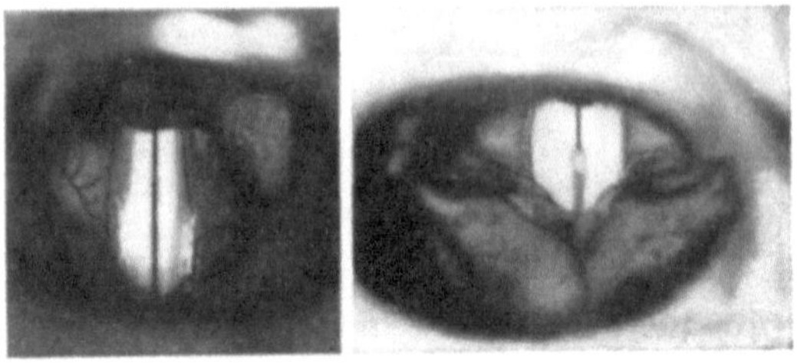

Abb. 22.

Teilbilder von Stereophotos. Links: Mezzo-Sopran mit ausgezeichneter Stimme. Vokale auf f^1. Die Taschenbänder sind in Wirklichkeit unbeteiligt, aber durch das Zuschräghalten des Spiegels beim Photographieren entstand rechts ein Schatten, der den Eindruck erweckt, als ob das Taschenband zu weit medianwärts stehe. Rechts: Baritonstimme (Vokal ä auf etwa c^1) mit gestieltem Fibrom (kleiner weißer Punkt zwischen den Stimmlippen), linker Aryknorpel etwas nach vorn geneigt. Trotz dieser Anomalien verhalten sich die Taschenbänder völlig passiv (Originalaufnahmen des Verfassers).

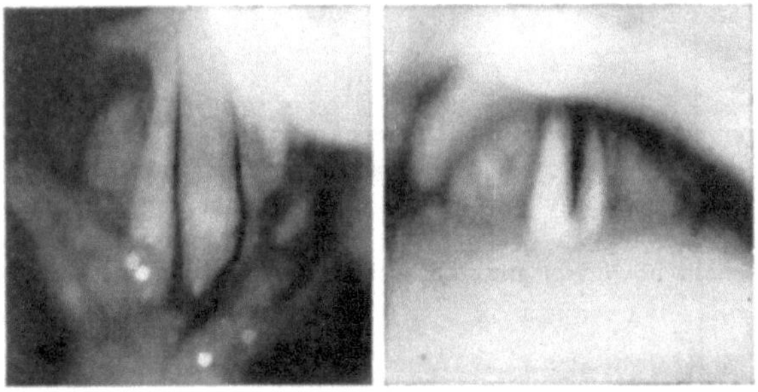

Abb. 23.

Links: Teilbild des Stereophotos eines Baritons mit wohl kräftiger, aber gepreßter Stimme. Leises Singen, a auf ais^0. Rechter Aryknorpel sehr nach vorne geneigt, das rechte Taschenband zeigt starke Ausbuchtung in der Nähe der vorderen Kommissur, „Flickfunktions"-Stellung nach *Réthi* (vgl. Abb. 6c und 24), das erklärt den gepreßten Klang. Rechts: Teilbild wie oben, aber bei einem Fall von unechter Taschenbandstimme, die sehr verhaucht klang. Das Photo stellt den Versuch zur Stimmgebung dar: die Taschenbänder, insbesondere links, bedecken reichlich die Stimmlippen, die Epiglottis ist ziemlich über das Ostium geneigt, Verschluß der Pars vocalis mäßig (Originalaufnahmen des Verfassers).

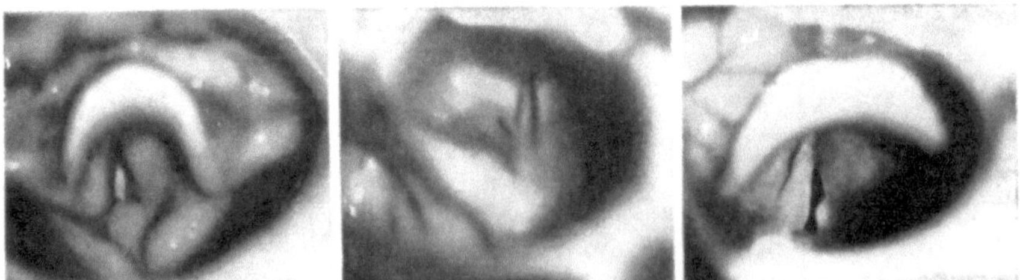

Abb. 24.

Teilbilder von Stereophotos. Überall Phonationsstellung. Von links nach rechts: 1. und 2. Bild = unechte Taschenbandstimme, 3. Bild = Ca. laryngis, vgl. Abb. 6c (Originalaufnahmen des Verfassers).

bänder als Dämpfer ein Mittel, um mit der Abschwächung des Tones eine Erhöhung zu verbinden (S. 122). Die Kontraktionen der Taschenbänder werden — nach den Verff. — bewirkt durch die Tätigkeit von Fasern eines Muskels (des M. thyreo-arytaenoideus externus), der besondere Bündel in sie hineinschickt (S. 123).

Flatau (1910) ist m. W. der erste, der die Therapie der Taschenbandstimme erwähnt. Seiner ersten Mitteilung ließ er 1928 eine ausführlichere folgen.

Barth (1911) negiert eine Stimmerzeugung durch die Taschenbänder unter physiologischen Verhältnissen, da die Taschenbänder „bei der Tongebung durch die Stimmlippen viel zu weit voneinander entfernt bleiben, d. h. ihre Glottis (glottis spuria) viel zu weit klafft, als daß sie imstande wären, den Luftstrom in wirksame Einzelstöße zu zerlegen." Barth fügt aber hinzu: „Ob bei den tiefsten möglichen Tönen der Stimme die Taschenbänder für sich allein tonerzeugend wirken, muß noch unbeantwortet bleiben, da bei diesen tiefsten Tönen der Kehldeckel so weit hintenübersinkt, daß er jeden Einblick in den Kehlkopf verhindert" (S. 179). Vgl. S. 46, Nadoleczny, 1926.

Labus (1912) scheint die Taschenbandstimme überhaupt nicht zu kennen, denn er beschränkt sich darauf, zu bemerken, daß die Ventrikel vielleicht dazu dienen „a dare ricetto al corpo delle due ripiegature [Taschenbänder], quando si ingrossano nella posizione di abduzione" (S. 83).

Gutzmann sen. erwähnt die Taschenbandstimme ganz flüchtig (1912 und 1924) (vgl. S. 44). Das ist eigenartig, denn es ist doch nicht anzunehmen, daß die Taschenbandstimme Gutzmann unbekannt war!

Musehold (1913), dem wir die schönsten monobjektiven Strobophotos der Stimmlippen verdanken (1893/8), äußert sich nur gelegentlich über die Taschenbänder: „Dagegen habe ich mich von einer Dämpfung der Stimmlippen durch Auflegen der Taschenbänder auf die letzteren, wie sie von Mandl und anderen Autoren immer noch angenommen wird, nicht überzeugen können" (S. 126). Diese Äußerung setzt uns in Erstaunen, denn schon durch das Gehör läßt sich feststellen, daß ein Auflegen der Taschenbänder eine Dämpfung hervorruft. Musehold, ein sonst ausgezeichneter Stimmforscher, scheint sich nicht im klaren über die Auswirkung der Tätigkeit der Taschenbänder gewesen zu sein. In seinem Werk veröffentlicht er nämlich 19 Photos, von denen 16 das übliche Bild der normalen Phonation zeigen, denn die Taschenbänder klaffen auseinander. Dagegen zeigen die von ein und demselben Sänger stammenden Photos 10 und (obwohl in nicht so starkem Maße) 14 und 15 (vgl. Abb. 21), daß die Taschenbänder als dicke Wülste hervortreten und die Stimmlippen reichlich überdecken. Eigenartigerweise äußert sich Musehold (S. 117) bei der Besprechung dieser Bilder nur über die Stimmlippen, die „stark gespannten Gummistreifen ähnlich sind", und verliert kein Wort über die unleugbare Mittätigkeit der Taschenbänder. Das fällt um so mehr auf, als Musehold sagt, daß Photos 14 und 15 „c^2 [!!] von einem Bariton, der sich zum Fistelsänger [!!] ausbilden wollte", stammen. In allen drei Fällen handelt es sich folglich um eine Stimme, die schon die Grenze des Pathologischen überschritten hatte, und zwar deswegen, weil es sich um einen fistulierenden Bariton handelt (welcher Bariton mit noch gesundem Organ ist so töricht zu fistulieren?), und zweitens, weil bei der hohen Fistel (Photo 10) die Stimme plötzlich „überschnappt" und zum „Preßton" wird (vgl. Elze, unten). Diese Stimme war also nicht normal, das hat Musehold übersehen.

Panconcelli-Calzia (1917/18) berichtet über 12 Fälle bei Kriegsversehrten aus dem ersten Weltkrieg 1914/18. Überall bestand uTst. Bei einem Patienten mit Recurrenslähmung hatte sich Taschenbandstimme spontan gebildet.

Nadoleczny (1918) gibt an, daß 29% seiner Fälle von Stimmstörungen im Heeresdienst Taschenbandstimme aufwiesen.

Auch *Onodi* (1918) berichtet über Kriegskasuistik. Nach ihm verhalten sich die Taschenbänder verschieden. Die Kombination der Tätigkeit der Taschenbänder mit der Parese des M. transversus bezeichnet er als eine „interessante Erscheinung". Er nennt fünf Autoren (Imhofer, Marx, Muck, Auersbach, Nadoleczny), ohne näher auf ihre Ergebnisse einzugehen, und ohne Belege.

Dundas-Grant (1921) muß darüber im klaren gewesen sein, daß die Taschenbänder normaliter keinerlei aktive Beteiligung an der Stimmerzeugung haben, sonst hätte er sich nicht zur radikalen Abtragung der Taschenbänder entschlossen (vgl. S. 14).

Skramlik (1925) erblickt die Bedeutung der Taschenbänder in ihrem Reichtum an Schleimdrüsen, durch deren Sekret vor allem die Stimmlippen feucht gehalten werden. Über eine etwaige aktive Beteiligung der Taschenbänder an der normalen Stimmerzeugung verhält sich Skramlik nur berichtend.

Nach *Elze* (1925) kann das ganze Taschenband (immer? fragt er) bis zu einem gewissen Grade medianwärts gedrängt werden durch den ihm außen aufliegenden M. thyreo-arytaenoideus externus bzw. durch den M. ventricularis. Er bezieht sich dabei auf Photo 10 von Musehold (vgl. oben). Er hat also nicht eingesehen, daß es sich um einen pathologischen Fall handelt.

Nadoleczny stellte (1926) bei zwei Bassisten des Don-Kosakenchors, die A_1 (54 d. Schw.) erreichten, fest, daß bei dem einen die Taschenbänder sich in der vorderen Hälfte der Stimmritze erheblich näherten, wobei sie die Stimmlippen überlagerten, während das hintere Drittel, die Knorpelglottis, geöffnet war (also wie auf Réthis Abb. 6d), was die Erzeugung von nur 54 Schwingungen ermöglichte. Bei dem anderen Bassisten trat der linke Stellknorpel vor den rechten und legte sich so weit vor, daß zwischen ihm und dem Kehldeckel nur ein schmaler Spalt blieb, während sein nach der Mitte gerichteter Rand sich dem rechten Taschenband anlegte. Von den Stimmlippen war nichts mehr zu sehen, und es ist fraglich, ob sie überhaupt an der Stimmgebung beteiligt waren. (Vgl. S. 45 Barth). Später (1934) beschreibt Nadoleczny einen Fall von Zertrümmerung des Kehlkopfes. Anfangs vibrierte das linke Taschenband gegen die rechte Stimmlippe. Allmählich erfolgte Wiederherstellung der Stimme mit den echten Stimmlippen!

Hugo Stern (1928) erwähnt die unerwünschte Mitarbeit der Taschenbänder gelegentlich der Beschreibung der unter der Bezeichnung „Pressen" bekannten Stimmstörung (vgl. S. 18).

Heymann (1931) stroboskopiert als erster die Taschenbänder und auch als erster analysiert er Klangaufnahmen von Taschenbandstimmen. (Näheres S. 24 und S. 27).

Daß die heutige Auffassung, die Taschenbandstimme sei ein pathologischer Vorgang, auch von den Physiologen geteilt wird, beweist *Weiß*, der in seiner lichtvollen Darstellung (1931) das Vorkommen einer Mittätigkeit der Taschenbänder bei der normalen Stimmerzeugung überhaupt nicht in Betracht zieht, weil es sich eben nicht um einen physiologischen Vorgang handelt.

Für *Réthi* steht fest (1933, 1934 und 1952), daß die Taschenbandstimme durch die nur in pathologischen Fällen in Erscheinung tretende Tätigkeit des M. stylopharyngeus entsteht und daß folglich ein Durchschneiden oder wenigstens ein Anästhesieren dieses Muskels sofort wieder normale Zustände herstellt. Die Innervation der Taschenbänder ist unabhängig vom N. recurrens.

Panconcelli-Calzia (1934) untersuchte als erster am Kymographion die Tonhöhenbewegungen bei spontaner eTst (vgl. Abb. 8).

Jackson und Jackson (1935) sagen, daß die Taschenbandstimme die ziemlich häufige und meistens nicht erkannte Ursache der Heiserkeit sei. Sie kann eine vikarierende Dysfunktion auf pathologischer Grundlage oder eine physiologische Ausgleichung für verlorengegangene oder ungleiche Stimmlippen sein. Es komme Übungsbehandlung oder je nachdem Abknipsen der Taschenbänder in Betracht (vgl. S. 14).

Berger (1937) hat vorwiegend Oszillogramme von Ructusstimme, nebenbei aber auch die der Stimme bei Recurrenslähmung und der Taschenbänder gewonnen. Beide ergeben nach ihm dasselbe Bild.

Nach *Tarneaud* (1937) entsteht die Taschenbandstimme auf konstitutioneller Grundlage, infolge Störungen der Mute, bei Hyperkinese, durch langwierige

Entzündungsprozesse und psychogen. Nur die ausschließlich durch das Schwingen der Taschenbänder erzeugte Stimme darf Taschenbandstimme genannt werden.

Stein (1937) äußert sich über die eventuelle Übernahme der Funktion einer Stimmlippe, wenn diese abgetragen wurde, durch die Taschenbänder.

Oswald (1939) gibt einen Bericht über die Taschenbandstimme, verhält sich aber vorwiegend referierend, da sie nur zwei Fälle stroboskopiert und behandelt hat.

Döhnes Mitteilung (1942) zeigt, wie verschiedenartig die Ursache der Taschenbandstimme sein kann. In dem von ihm beschriebenen Fall war die Taschenbandstimme infolge Zystenbildung im Kehlkopf entstanden.

Arnold (1948) erwähnt wohl das Entstehen einer Pseudoglottis u. a. durch eine Stimmlippe und das gegenseitige Taschenband oder ein Taschenband und den gegenseitigen Narbenwulst bzw. Stimmlippenrest oder durch die beiden Taschenbänder (S. 57), betont aber: „in der Mehrzahl der Fälle von Taschenbandstimme handelt es sich indessen um eine höchste Stufe der gewohnheitsmäßigen hyperkinetischen Funktionsstörung. Wie gesagt, kommt eine leichtere Form der Taschenfaltenhyperkinese auch ohne Beteiligung dieser Gebilde bei gepreßter Sprechweise vor und hat dann die Bedeutung einer Mitbewegung" (S. 155).

Luchsinger (1949) sagt: „Der Zustand der wahren Stimmlippen gibt die Abgrenzung funktioneller Erkrankungen (1. Gruppe) gegenüber den Verhältnissen, bei denen das Gewebe der Stimmlippen geschädigt ist oder deren Beweglichkeit dauernd gestört bleibt (2. Gruppe)." Er beschreibt einen von ihm näher untersuchten und stroboskopierten Fall von uTst.

Kecht (1951) berichtet über einen Fall von laryngopathia gravidarum, bei dem hochgradige ödematöse Schwellung u. a. der Taschenbänder bestand, wodurch die Stimmlippen nicht zu sehen waren. Wegen schwerer Atemnot Tracheotomie. Nach 14 Tagen spontane leichte Abnahme der Schwellung, die Stimmlippen sind wieder sichtbar. Acht Tage nach der Entbindung Verschwinden der Schwellung. Zwei Wochen nach der Geburt war der Kehlkopf wieder normal.

Husson erwähnt (22. Januar 1951), allerdings nur nebenbei, die Taschenbänder: „Les ventricules de Morgagni ne jouent aucun rôle, ni dans la modification de la hauteur du son, ni pour différencier le timbre des voyelles. Leur configuration dépend passivement de la contraction des thyro-aryténoidiens et des filets musculaires éventuellement inclus dans les bandes ventriculaires". Als ich Husson bat, sich näher über die Taschenbänder zu äußern, hatte er die Güte, mir folgendes zu schreiben: „Je ne me suis pas occupé spécialement des „bandes ventriculaires" dans mes nouvelles recherches, pour la raison suivante: 1. Du point de vue phylogénétique, ce sont des organes en voie de régression. Elles servent de constricteurs complémentaires chez les mammifères arboricoles, pour immobiliser la cage thoracique et faciliter ainsi l'usage des membres antérieurs, 2. Chez l'homme, elles ne contiennent que peu de filets musculaires, 3. Chez les puissants chanteurs de théâtre, les ventricules de Morgagni sont en général comblés par le développement musculaire des thyro-aryténoidiens internes et externes; il arrive même que la bande venticulaire disparaît, la paroi du larynx est lisse depuis le haut jusqu'aux cordes vocales (plusieurs observations!)."